D1926916

# Schau mal…

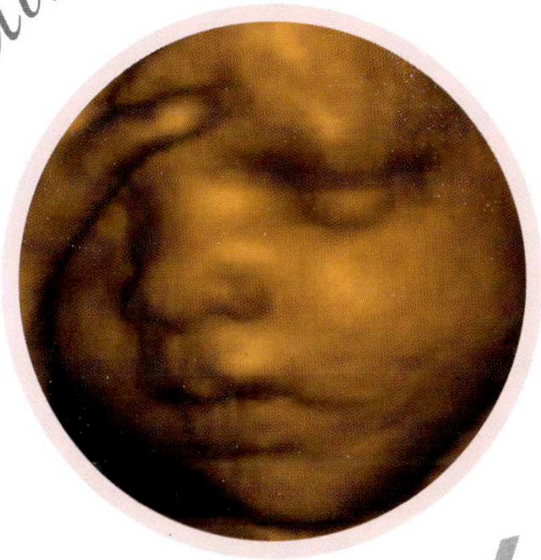

# ich wachse!

PROFESSOR STUART CAMPBELL

Eine einzigartige, dreidimensionale Darstellung
des Verhaltens und der Entwicklung des Kindes im Mutterleib
in den einzelnen Schwangerschaftswochen

vgs EGMONT

*Für meine Frau Jane und unsere Kinder*
*Bruce, Tiffany, Oliver und Charles*

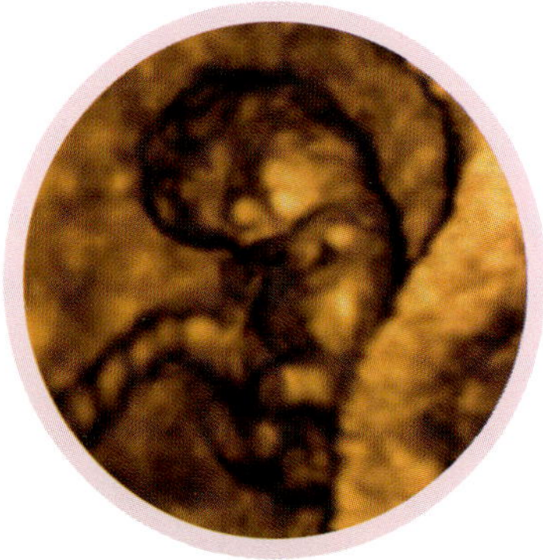

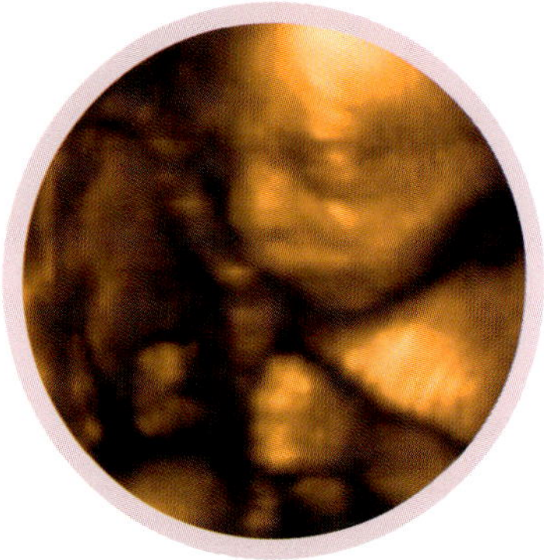

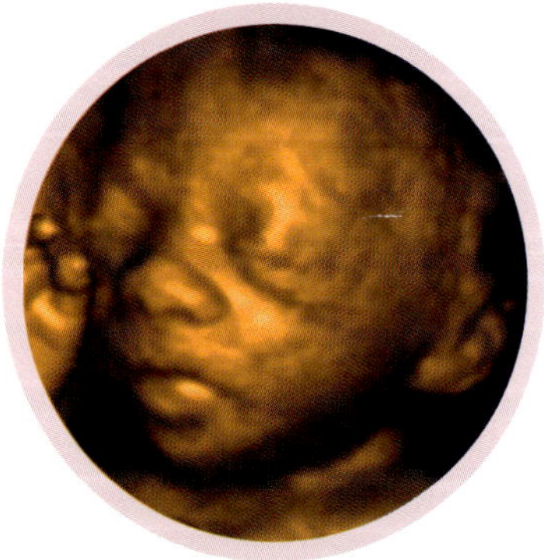

**Bibliografische Information Der Deutschen Bibliothek**
Die Deutsche Bibliothek verzeichnet diese Publikation
in der Deutschen Nationalbibliografie;
detaillierte bibliografische Daten sind im Internet über
http://dnb.ddb.de abrufbar.


Translated from the book originally produced by
Carroll & Brown Limited, 20 Lonsdale Road,
London NW6 6RD



Design: Emily Cook
Redaktion: Alexandra Panz
Produktion: Susanne Beeh, Jutta Wallrafen
Satz und Umschlaggestaltung: Achim Münster, Köln
Printed in Spain
ISBN 3-8025-1661-3

www.vgs.de

I N H A L T

Viele Bücher für zukünftige Eltern geben Ratschläge, wie sie sich auf die Geburt ihres Babys vorbereiten und mit dem wunderbaren, aber fremden, lauten und fast ein wenig beängstigenden Neuankömmling umgehen sollen. Aber nur wenige dieser Bücher beschreiben detailliert das Leben des Babys vor der Geburt, und wenn sie es tun, dann häufig mit einer Mischung aus inspirierten Vermutungen und ein wenig Fantasie. Dies ist jedoch nicht überraschend, denn bevor es Ultraschalluntersuchungen gab, war der Mutterleib eine sehr private Welt, die nur wenig preisgab. Und selbst die gefleckten Schwarzweißaufnahmen konventioneller, zweidimensionaler Ultraschalluntersuchungen, die ausgezeichnet geeignet sind, um die Größe des Fötus zu messen und Fehlbildungen festzustellen, sagen nur wenig über das Verhalten des Babys während seiner Entwicklung aus. Heute haben wir jedoch die Möglichkeit, mithilfe einer neuen Untersuchungstechnik, dem so genannten 3-D-Ultraschall, in diese pränatale Welt einzudringen. Hierbei werden die gleichen Ultraschallwellen genutzt wie bei einer konventionellen Ultraschalluntersuchung, sie stellen also kein Risiko dar. Allerdings werden die zurückgeworfenen Schallwellen nicht in dünnen, für den Laien schwer zu deutenden Scheiben gesammelt, sondern in einem Umfang, der in drei Dimensionen sichtbar gemacht werden kann. Die daraus entstehenden Bilder bieten lebensechte Darstellungen der äußeren Merkmale des Babys. Da die einzelnen Bilder drei- bis viermal pro Sekunde aktualisiert werden können (der so genannte 4-D-Ultraschall), ist es sogar möglich, die Bewegungen, Stimmungen und den Gesichtsausdruck des Babys für Mutter, Vater, Verwandte und Freunde sichtbar zu machen.

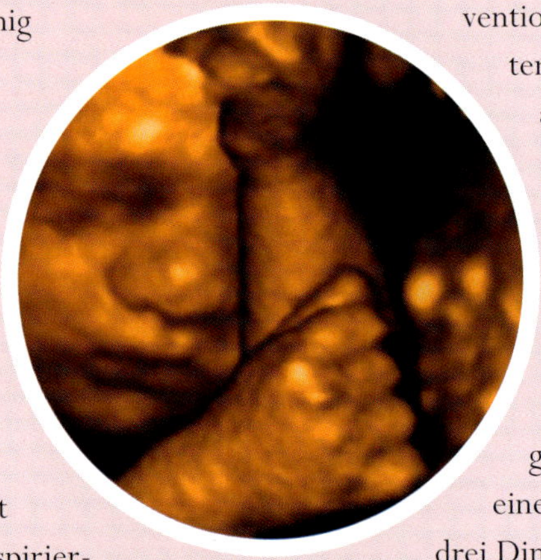

Dies hat zu einer Revolution geführt. Bei einer konventionellen Ultraschalluntersuchung sind die Eltern darauf angewiesen, dass der Arzt oder die Ärztin die Bilder interpretiert und ihnen anatomische Merkmale auf dem Bildschirm zeigt; bei der 3-D- und 4-D-Untersuchung können sie die Bilder dagegen zur gleichen Zeit deuten wie der Arzt oder die Ärztin. So entsteht ein spontaner Dialog, den ich persönlich sehr befriedigend finde.

Den ersten überzeugenden Beweis dafür, dass ein Fötus die Augenlider öffnet, lieferte mir ein Vater, der begeistert ausrief: »Sehen Sie! Er öffnet die Augen!« Ich wollte ihm gerade erklären, dass dies wegen der Dunkelheit in der Gebärmutter unwahrscheinlich sei, als ich sah, dass er Recht hatte!

Man weiß seit vielen Jahren, dass die pränatale Verbindung, das »Bonding«, zwischen einer Mutter und ihrem ungeborenen Kind nicht nur dem emotionalen, sondern auch dem körperlichen Wohlbefinden von beiden überaus zuträglich ist. Vor vielen Jahren haben meine Kollegen und ich gezeigt, dass die konventionelle 2-D-Ultraschalluntersuchung das Bonding vor der Geburt fördert. Aber aufgrund der Erfahrung, die ich im Laufe der Zeit gesammelt habe, kann ich heute sagen, dass 3-D- und 4-D-Ultraschalluntersuchungen in dieser Hinsicht viel besser sind. Die Reaktion von Eltern, die ihr noch ungeborenes Baby »sehen«, ist unglaublich. Ich habe Väter gesehen, die den Bildschirm oder den Bauch ihrer Partnerin voller Anerkennung und Liebe zu ihrem Kind überschwänglich geküsst haben. In einer Zeit, da wir uns bewusst sind, dass das Leben jedes ungeborenen Kindes etwas Kostbares ist, spielt diese neue Ultraschalltechnik bei der Förderung der Verbindung zwischen Eltern und Kind eine sehr bedeutende Rolle.

Dieses Buch beschreibt die Entwicklung und das Verhalten des Fötus während der Schwangerschaft durch das »Fenster« der 3-D- und der 4-D-Ultraschalluntersuchung. Derzeit haben nur wenige Paare die Möglichkeit, ihr Baby mithilfe dieser neuen Technik zu sehen, aber ich hoffe, dass die Bilder in diesem Buch zu einem größeren Verständnis für das Leben Ihres Kindes vor der Geburt beitragen werden.

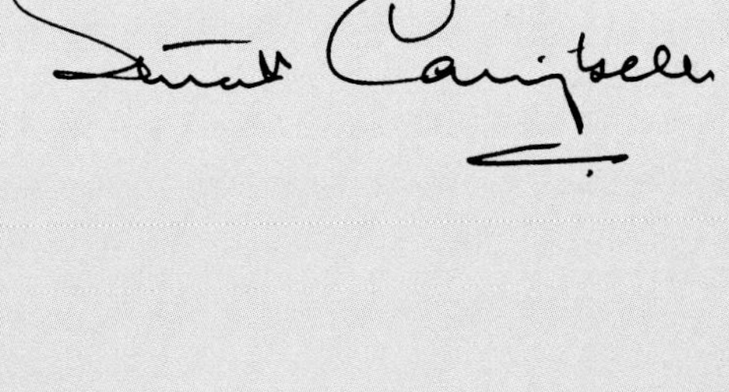

## ZWEIDIMENSIONALER ULTRASCHALL

Die Ultraschalluntersuchung gibt dem Arzt die Möglichkeit, die Entwicklung des Fötus im Mutterleib zu überwachen. Drei Ultraschallscreenings sind Bestandteil der Schwangerschaftsvorsorgeuntersuchungen. Dabei betrachtet der Arzt den gesamten Fötus, um eventuelle Fehlbildungen und Entwicklungsstörungen frühzeitig zu erkennen.

### Untersuchung in der 9. bis 12. Schwangerschaftswoche

Diese erste Untersuchung findet aus folgenden Gründen statt:

***Feststellung des genauen Entbindungstermins:*** Obwohl der erste Tag der letzten Menstruation einen Anhaltspunkt für das Alter des Fötus liefert, gibt dieses Datum in 15 Prozent der Fälle nicht genau an, wann die Empfängnis stattgefunden hat. Die Messung der Scheitel-Steiß-Länge des Fötus ist genauer, besonders wenn sie gegen Ende des ersten Trimesters vorgenommen wird. Es ist wichtig, das Alter des Fötus so genau wie möglich zu bestimmen, besonders wenn später ein Eingriff notwendig ist, der dann zum richtigen Zeitpunkt durchgeführt werden kann. Außerdem hängen viele Bluttests von einer genauen Bestimmung ab.

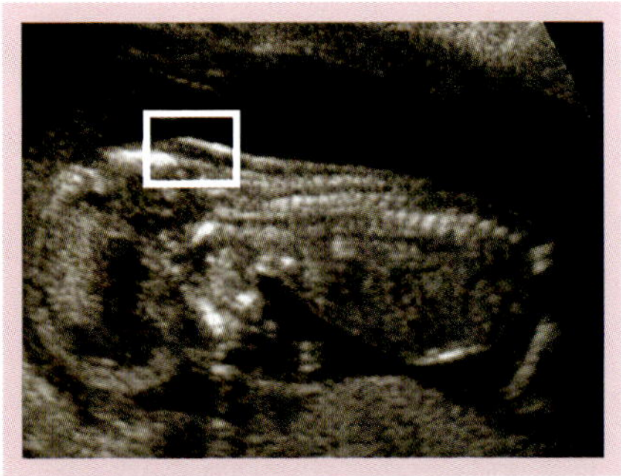

*NACKENFALTENDICKE*
*Hinter dem Nacken des Babys befindet sich ein Bereich (eingerahmt), der Flüssigkeit enthält. Mithilfe einer Ultraschalluntersuchung wird dieser Bereich gemessen. Ein Computerprogramm ermittelt das individuelle Risiko des Down-Syndroms anhand des Alters der Mutter und der Dicke der Nackenfalte des Kindes.*

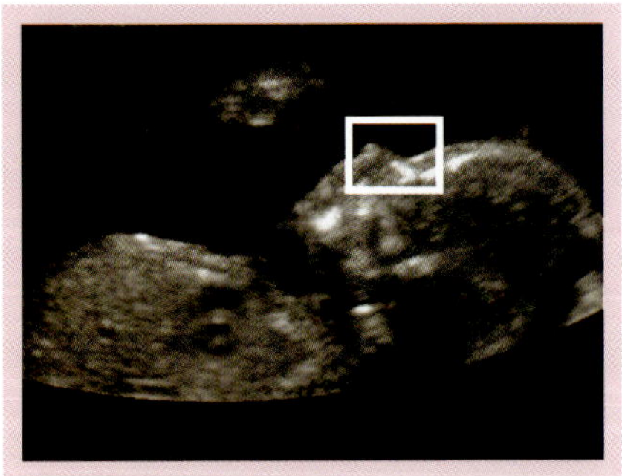

*LÄNGE DES NASENBEINS*
*Diese Messung gilt seit einiger Zeit als eine frühe und gute Methode zur Ermittlung des Down-Syndrom-Risikos. Wenn bei Untersuchungen während des ersten Trimesters ein Nasenbein vorhanden ist, reduziert sich das Risiko eines Down-Syndroms um einen Faktor von drei.*

***Diagnose einer Mehrlingsschwangerschaft:*** Bei etwa jeder fünfzigsten Schwangerschaft entstehen Zwillinge. Zwei Drittel von ihnen sind zweieiig und ein Drittel eineiig, also monozygot (sie teilen sich eine Plazenta); bei ihnen kommt es häufiger zu Komplikationen (siehe Seite 21). Daher sind Frühdiagnose und Kontrolle wichtig.

***Feststellung des erhöhten Risikos einer Chromosomenanomalie (z. B. Down-Syndrom):*** Auch wenn sich mit dem Ultraschall keine präzisen Diagnosen erstellen lassen, weisen bestimmte Merkmale auf ein erhöhtes Risiko hin. Wenn eine kleine, durchsichtige Nackenfalte und ein Nasenbein vorhanden sind, besteht kein Grund zur Sorge.

**Untersuchung in der 19. bis 22. Schwangerschaftswoche**

Diese Untersuchung wird aus folgenden Gründen durchgeführt:

***Detaillierter anatomischer Check-up:*** Jedes Organ im Körper des Fötus wird untersucht, um genaueste Informationen über die Struktur zu erhalten. Auf folgende Körperteile und Organe wird besonderes Augenmerk gelegt: Schädel, Gehirn (einschließlich Hirnkammern und Kleinhirn), Gesicht, Rückgrat, Herz (vier Kammern und große Arterien), Leber, Nieren, Blase, Gliedmaßen (sechs Bein- und sechs Armknochen), Füße und Hände. Der untersuchende Arzt erläutert diese Befunde während des Screenings, sodass die werdenden Eltern die Anatomie ihres Kindes selbst sehen können.

***Lage der Plazenta:*** Manchmal liegt die Plazenta tief in der Gebärmutter und kann zu einer Placenta praevia werden (d. h. sie befindet sich nahe bei oder über dem Muttermund). Dies führt häufig zu Blutungen im dritten Trimester und zu einer Frühgeburt. Der behandelnde Arzt entscheidet sich meist für einen Kaiserschnitt. Durch eine frühe Diagnose können die Maßnahmen optimiert werden, um eine Geburt ohne Komplikationen zu gewährleisten.

***Wachstum des Fötus:*** Messungen des Kopfumfangs des Babys (KU), des biparietalen Durchmessers (BPD; Kopfdurchmesser von Schläfe zu Schläfe), des Abdomenumfangs (AU) und der Oberschenkelknochen- oder Femurlänge (Fe) dienen als Grundlage für die Kontrolle des weiteren Wachstums des Babys.

***Messung des Gebärmutterhalses:*** Wenn seitens der Mutter das Risiko einer Frühgeburt besteht (beispielsweise wenn sie bereits zuvor eine Frühgeburt gehabt oder Zwillinge geboren hat), lässt sich durch eine Messung des Gebärmutterhalses die

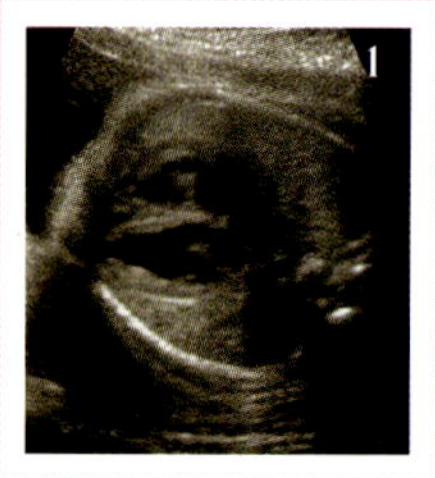


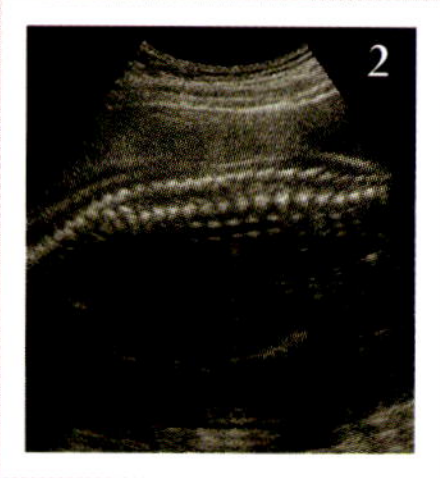


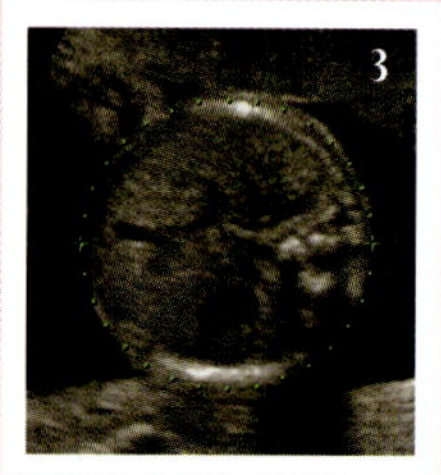


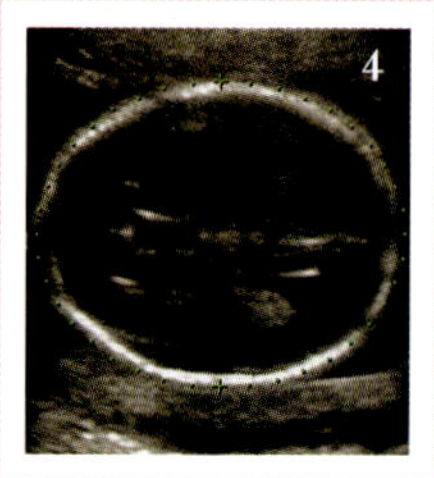


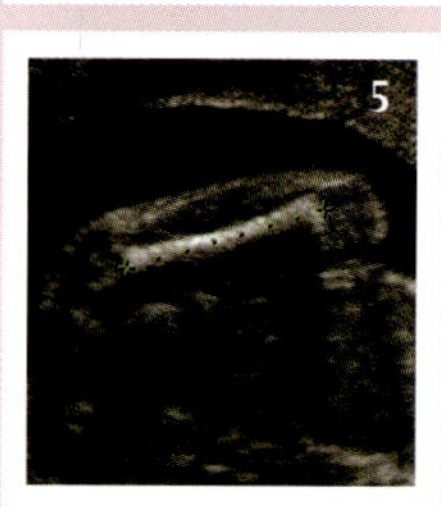


*UNTERSUCHUNG IN DER*
*19. BIS 22. SCHWANGERSCHAFTSWOCHE*
*Bei diesem Screening untersucht der Arzt alle Körperorgane und nimmt einige nützliche Messungen vor.*

*Wenn das Herz zu sehen ist (1), überzeugt sich der Arzt davon, dass es etwa ein Drittel des Brustraums einnimmt und nach links zeigt, dass vier gleich große Kammern vorhanden und die Hauptarterien richtig miteinander verbunden sind.*

*Das Rückgrat (2) wird untersucht, um sicherzustellen, dass der hintere Dornfortsatz überall vorhanden ist und Fehlbildungen des Neuralrohrs ausgeschlossen werden können.*

*Der Abdomenumfang (AU) (3), der Kopfumfang (KU) (4) und die Femurlänger (Fe) (5) werden gemessen.*

Wahrscheinlichkeit vorzeitig einsetzender Wehen voraussagen. Eine Gebärmutterhalslänge von weniger als 1,5 cm weist auf ein erhöhtes Risiko hin.

**Untersuchung in der 29. bis 32. Schwangerschaftswoche**
Bei dieser letzten Untersuchung wird der gesamte Fötus noch einmal vermessen und alle Werte mit den vorhergehenden Untersuchungen in Beziehung gesetzt.

**Dopplersonographie ab der 20. Schwangerschaftswoche**
Die Dopplersonographie ist eine besondere Methode der Ultraschalluntersuchung, bei der die Blutströmungsgeschwindigkeit in fetalen Gefäßen oder den Gebärmutterarterien vermessen wird. Die Werte geben einen Hinweis darauf, ob das Kind ausreichend mit Sauerstoff und Nährstoffen versorgt wird. So kann – besonders bei Risikoschwangerschaften – der richtige Zeitpunkt für die Geburt besser eingeschätzt werden. Wenn die Fließgeschwindigkeit in den Gebärmutterarterien am Anfang (systolisch) und am Ende (diastolisch) des Strömungsmusters gut ist, sollte das Wachstum des Babys normal sein. Weist das Strömungsmuster beim diastolischen Wert eine Einkerbung aufgrund mangelhafter Fließgeschwindigkeit auf, besteht das Risiko, dass der Fötus zu langsam wächst und die Mutter unter hohem Blutdruck (Präeklampsie) leidet.

**Weitere Ultraschalluntersuchungen**

Die folgenden Untersuchungen können jederzeit in folgenden Fällen durchgeführt werden:

- Sie erwarten Zwillinge oder Mehrlinge
- Ihr Arzt hat den Verdacht, dass das Baby für sein Alter zu klein oder zu groß ist
- Sie besitzen zu viel oder zu wenig Fruchtwasser
- Es besteht das Risiko einer Frühgeburt
- Sie leiden unter Diabetes, Hypertonie oder anderen Erkrankungen
- Sie haben Blutungen

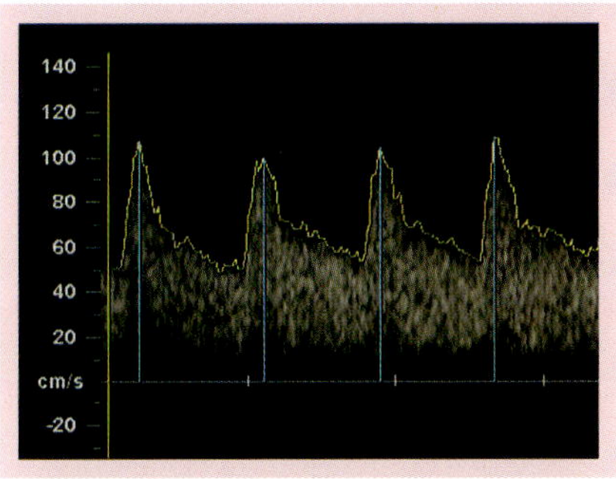


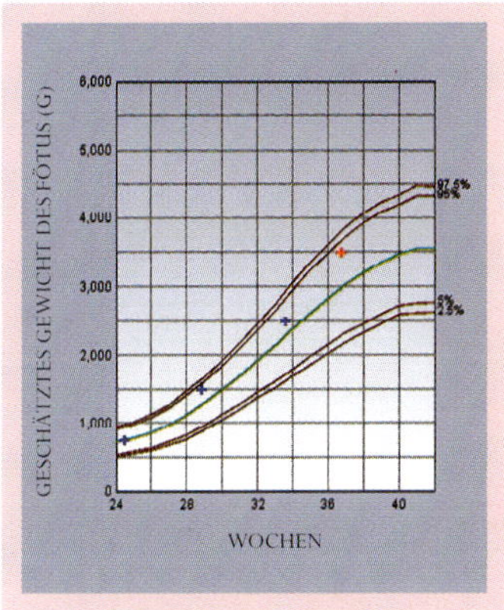


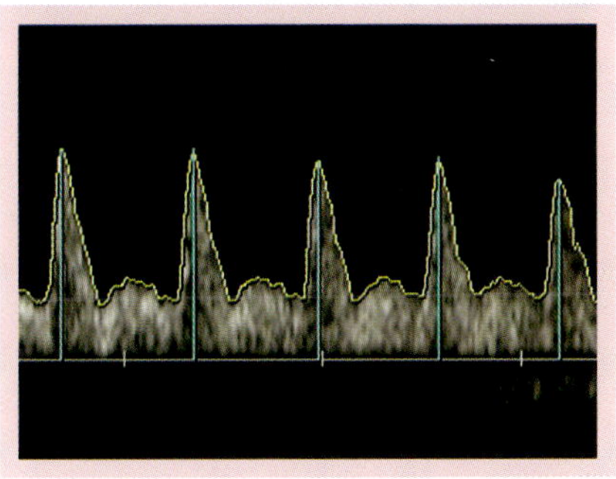

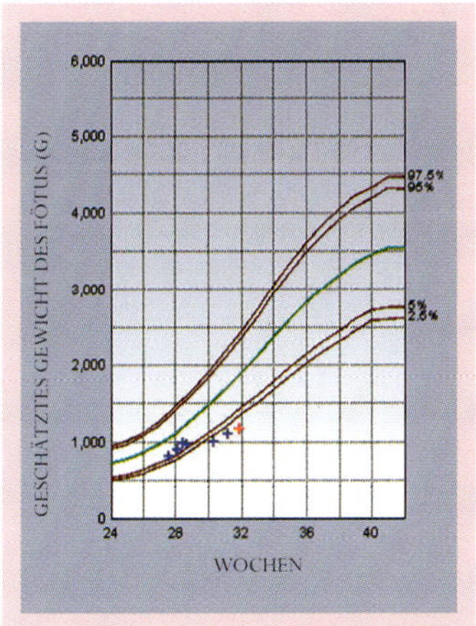


*Die Blutströmungsgeschwindigkeit in der Gebärmutter bestimmt das Wachstumsmuster des Fötus. Das obere Diagramm zeigt einen normalen Blutfluss in einer der Gebärmutterarterien; dies spiegelt sich in der überdurchschnittlichen Wachstumskurve des Fötus wider (oben rechts). Das untere Diagramm weist auf einen problematischen Blutfluss hin, und folglich liegt das geschätzte Gewicht des Fötus unter dem Durchschnitt (unten rechts). Nach einer sorgfältigen Überwachung seines Zustands wurde eine vorzeitige Geburt eingeleitet.*

### Ein Wort über Daten

Eine Schwangerschaft wird normalerweise in drei Zeitabschnitte, die so genannten Trimester, eingeteilt. Dies ist jedoch nicht sehr praktisch, denn wie man die Dauer einer Schwangerschaft auch berechnet, die Anzahl der Wochen lässt sich nicht durch drei teilen. Normalerweise wird die Dauer einer Schwangerschaft vom ersten Tag der letzten Menstruation an berechnet, sodass eine »typische« Schwangerschaft 40 Wochen dauert (obwohl das tatsächliche Alter des Fötus zwei Wochen weniger beträgt). Bei einer unregelmäßigen Periode gibt dieses Datum allerdings keinen eindeutigen Hinweis auf das Alter des Fötus. Meiner Meinung nach macht es jedoch Sinn, die Schwangerschaft in zwei kurze Trimester von jeweils zwölf Wochen und ein längeres von 16 Wochen einzuteilen, denn die drei Trimester markieren unterschiedliche Phasen in der fetalen Entwicklung.

Im ersten Trimester (1.-12. Woche) entstehen die Organe des Babys, die sich bis zum Ende dieser Phase vollständig entwickelt haben.

Im zweiten Trimester (13.-24. Woche) wächst das Baby sehr schnell und entwickelt die Fähigkeit, komplexe und koordinierte Bewegungen auszuführen. Am Ende dieser Periode gilt das Baby als lebensfähig, d.h. es ist in der Lage, außerhalb des Mutterleibs zu überleben, wenn auch mit der fachkundigen Hilfe eines pädiatrischen Teams.

Im dritten Trimester (25.-40. Woche) nimmt das Baby an Gewicht zu und entwickelt Verhaltensmuster, die es auf das Leben außerhalb des Mutterleibs vorbereiten.

# 1 Trimester

Während des ersten Trimesters (1.-12. Woche) wird aus einem einzigen befruchteten Ei ein vollständiger, äußerst komplexer Organismus. In dieser Zeit vollzieht sich eine rasend schnelle Entwicklung: Zellen teilen sich, wandern und formieren sich zu Gewebsschichten, die sich auffalten und wieder entfalten. In nur drei bis sechs Wochen wird ein grundlegender Bauplan des Körpers festgelegt.

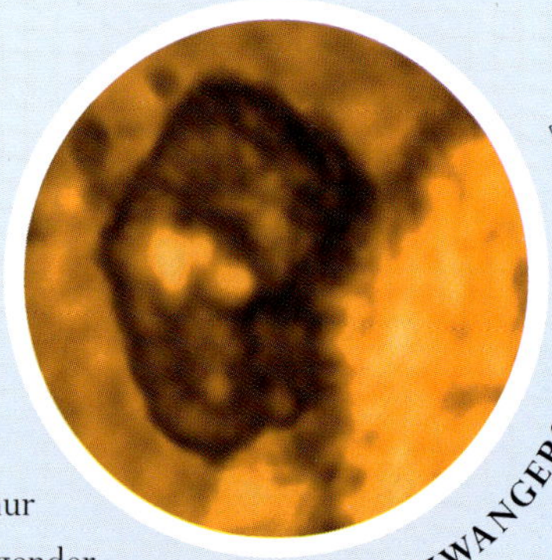

7. SCHWANGERSCHAFTSWOCHE

Sobald sich die ursprüngliche Kugel aus Zellen in der Gebärmutterwand eingenistet hat, wird eine bemerkenswerte Kette von Ereignissen in Gang gesetzt. Aus den drei Keimblättern des Embryos entstehen spezialisierte, lebenswichtige Zellen wie Blutzellen, Nervenzellen und Nierenzellen.

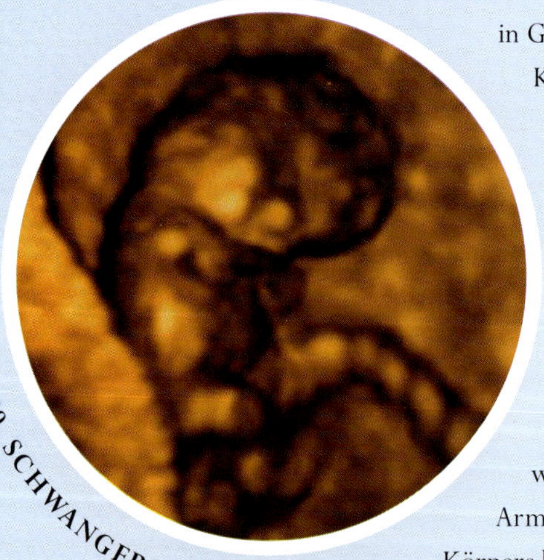

10. SCHWANGERSCHAFTSWOCHE

Das gesamte Wachstum verläuft sehr schnell und koordiniert. Zuerst erscheinen äußere Merkmale wie Gesicht, Augen, Ohren, Arme und Beine. Im Inneren des Körpers bildet sich als eines der ersten Organe das Herz. Es fängt etwa am 22. Tag nach der Befruchtung an zu schlagen. Gehirn, Rückenmark, Lunge, Verdauungstrakt sowie das urogenitale System entwickeln sich gleichzeitig. In der zweiten Hälfte des ersten Trimesters werden die Muskeln und das Skelett ausgebildet. Mit Erreichen der zehnten Schwangerschaftswoche (achte Lebenswoche) wird der Embryo als Fötus bezeichnet; er verfügt über alle Organe und Anlagen eines nach der vollen Schwangerschaftszeit geborenen Babys, jedoch in einem unreifen Zustand.

Gleichzeitig wird das Lebenserhaltungssystem des Fötus in Form der Nabelschnur und der Plazenta ausgebildet. Das Baby entwickelt sich in der Amnionhöhle, die von der Chorionhöhle umgeben ist. Am Ende dieses Trimesters verschmelzen beide zur Fruchtblase.

Im ersten Trimester ist das sich entwickelnde Baby einem besonders hohen Risiko genetischer Defekte ausgesetzt und sehr anfällig für äußere Einflüsse, beispielsweise Infektionen, Strahlung, Mangelernährung und Substanzen, die zu Missbildungen führen können. Daher überrascht es nicht, dass es zu dieser Zeit zu den meisten Fehlgeburten kommt, darunter auch viele, bei denen die Frau nichts von ihrer Schwangerschaft wusste.

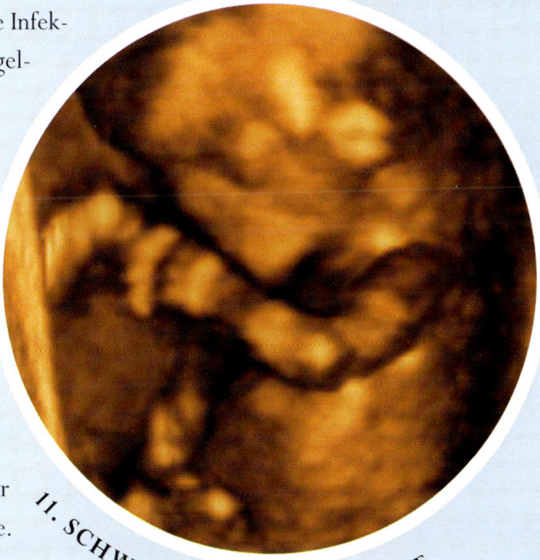

11. SCHWANGERSCHAFTSWOCHE

# 1–5 Woche

Die Empfängnis beginnt, wenn ein Spermium ein Ei befruchtet und die Zellkerne verschmelzen. So entsteht eine Zygote. Im Laufe der nächsten Tage teilt sich die Zygote sehr schnell, während sie im Eileiter in Richtung Gebärmutter wandert. Hier nistet sie sich ein.

In der zweiten Woche nach der Befruchtung hat sich der Embryo von einer hohlen Zellkugel (der Blastozyste) zu einer flachen Scheibe (der Keimscheibe) entwickelt. Anschließend werden die drei Keimblätter ausgebildet, aus denen sich die Organe des Kindes entwickeln: Ektoderm (Haut, Nervensystem), Endoderm (Leber, Verdauungstrakt) und Mesoderm (Skelett und Muskeln).

In der dritten Woche rollt sich die Keimscheibe zu einem Zylinder zusammen, sodass ein Kopf und ein Schwanz entstehen. Am 22. Tag beginnt ein primitives, schlauchförmiges Herz zu schlagen. So zirkulieren sehr primitive Blutzellen durch winzige, entstehende Blutgefäße. Auf der Rückseite bildet sich durch Einstülpung das Neuralrohr, das die Anlage zum Rückenmark darstellt. Danach kommt es zu einem sehr schnellen Wachstum des Kopfes, in dem sich der obere Teil des Nervenrohrs zum Gehirn ausdehnt. Augen und Ohren zeichnen sich ab.

Außerdem verfügt das Baby über einen Dottersack, der durch den Dottergang mit dem sich entwickelnden Darmsystem des Embryos verbunden ist und zur Aufnahme von Nährstoffen sowie zur Ausscheidung von Schadstoffen dient. Der Dottersack unterstützt auch das Wachstum des Embryos, bis die Plazenta zwischen der 8. und der 9. Woche diese Aufgabe nach und nach übernimmt – eine entscheidende Zeit in der embryonalen Entwicklung.

# 6 Woche

Ab der sechsten Schwangerschaftswoche wachse ich sehr schnell. Obwohl mein Herz nur so groß wie ein Samenkorn ist und nur eine Kammer hat, schlägt es eigenständig, und Blut zirkuliert durch meine winzigen Blutgefäße.

Mein Neuralrohr schließt sich und mein Darmsystem entsteht; ich habe einen vorderen, einen mittleren und einen hinteren Darm, und in sehr primitiver Form sind auch schon Lunge, Leber, Bauchspeicheldrüse und Schilddrüse vorhanden.

Ich entwickle Gesichtszüge; meine Nasenlöcher bilden sich heraus und mein Hals und mein Kiefer entstehen. Ich bin jetzt wie ein C geformt, bei dem deutlich ein Kopf- und ein Schwanzende zu erkennen sind. Allmählich erscheinen auch die kleinen Knospen, aus denen sich später meine Arme und Beine entwickeln werden.

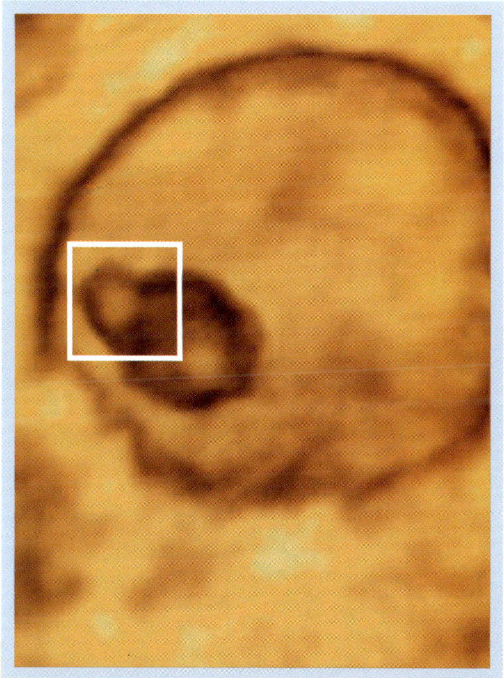

**LEBENSALTER**
4 Wochen

**LÄNGE**
2 bis 4 mm
vom Scheitel bis zum Fuß

*Hier sieht man einen vier Wochen alten, mit seinem Dottersack verbundenen Embryo (eingerahmt); beide befinden sich im Chorion, der äußeren Eihaut. In dieser Phase der Entwicklung ist die Plazenta noch nicht vollständig ausgebildet, sodass der Dottersack eine sehr wichtige Rolle bei der Ernährung des Embryos spielt.*

# 7 Woche

**LEBENSALTER**
5 Wochen

**LÄNGE**
4 bis 5 mm
vom Scheitel bis zum Steiß

Ich sehe jetzt wie eine kleine Bohne aus, mit einem zerbeulten, nach vorne geneigten Kopf, der im Verhältnis zum Rest meines Körpers sehr groß ist. Mein Rücken ist leicht gekrümmt und mein Schwanz bildet sich allmählich zurück. An den Seiten meines Kopfes sind dunkle Flecken aufgetaucht, aus denen sich später meine Augen entwickeln. Kleine Öffnungen in meinem Gesicht markieren meine Nasenlöcher, und zu beiden Seiten des Halses bilden sich meine Ohren heraus.

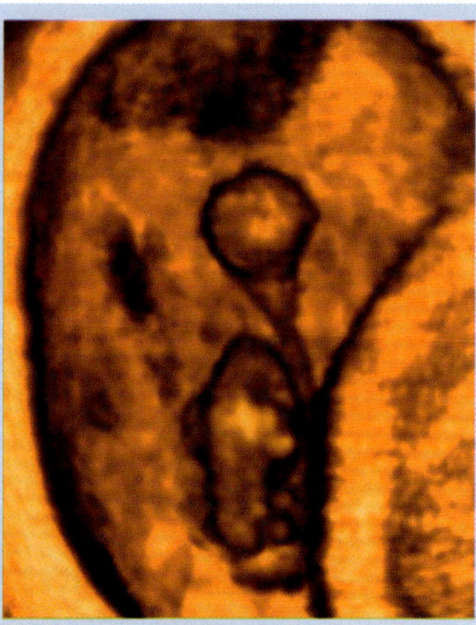

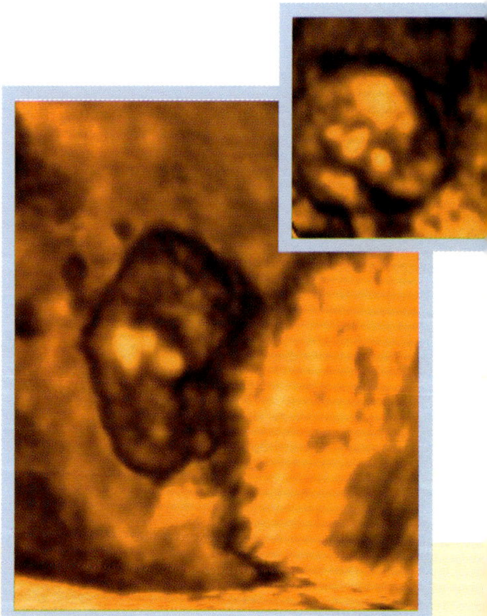

Die Knospen meiner Arme und Beine sind schon deutlicher ausgeprägt; meine Ellbogen beginnen sich abzuzeichnen und meine Hände und Füße haben die Form von Paddeln. Meine Füße sind nur den Bruchteil eines Zentimeters lang.

Mein Gehirn hat sich in deutlich erkennbare Segmente geteilt, und meine Hirnhälften wachsen genauso schnell wie meine Muskelfasern. In ein paar Tagen werden diese sich zum ersten Mal bewegen.

Mein Herz wölbt sich und wird zu einem Organ mit vier Kammern, das mit etwa 150 Schlägen in der Minute doppelt so schnell schlägt wie das meiner Mutter! In meiner Lunge bilden sich die Bronchien.

Mein Darm entsteht, und auch mein Blinddarm und meine Bauchspeicheldrüse sind bereits vorhanden. Ein Teil meines Darms wölbt sich in die Nabelschnur hinein. Meine primären Geschlechtsorgane sind jetzt fast vollständig ausgebildet.

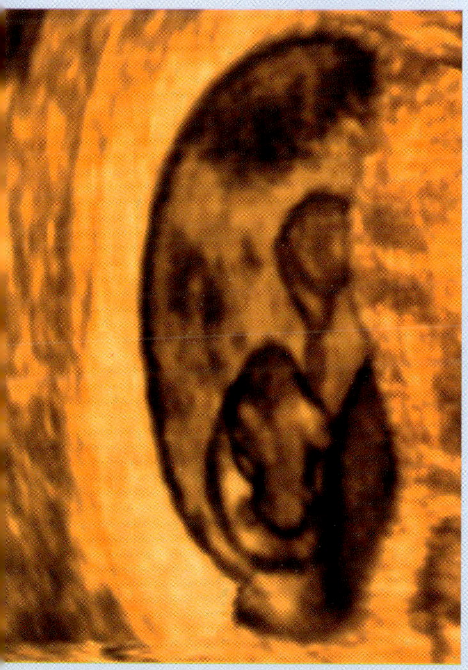

*Der Embryo ist deutlich gewachsen und jetzt größer als sein Dottersack. Dieser ist mit dem Darm und den Blutgefäßen verbunden und versorgt den Embryo weiterhin mit Nährstoffen, da die Blutzirkulation in der Plazenta noch nicht eingesetzt hat.*

*Ein Kopf- und ein Schwanzteil sowie die Knospen der Gliedmaßen sind zu erkennen. Auf dem eingesetzten Foto erkennt man die Kiemenbögen, aus denen sich später das Gesicht entwickelt.*

*Der Embryo sitzt in einer Hülle innerhalb einer Hülle. Im letzten Bild ist der Umriss der Amnionhöhle zu erkennen, die sich innerhalb der größeren Chorionhöhle befindet. Mit Beginn des zweiten Trimesters hat die Amnionhöhle die Chorionhöhle vollständig ausgefüllt und die beiden verschmelzen zur Fruchtblase.*

# 8 Woche

**LEBENSALTER**
6 Wochen

**LÄNGE**
14 bis 20 mm
vom Scheitel bis zum Fuß

Der Kopf ist noch immer der größte Teil meines Körpers und nach vorne auf meine Brust geneigt. Aber mein Rumpf ist im Verhältnis zum Kopf länger geworden, und die C-Form meines Körpers ist weniger ausgeprägt.

Meine Gesichtszüge nehmen weiter Form an. Ich habe eine rudimentäre Nase mit Nasenlöchern, und mein Kiefer wächst zusammen und formt meinen Mund, auch meine Zunge habe ich schon. Meine Augen sind offen und liegen so weit auseinander (etwa 160°), dass sie sich nicht vorne, sondern an den Seiten des Kopfes zu

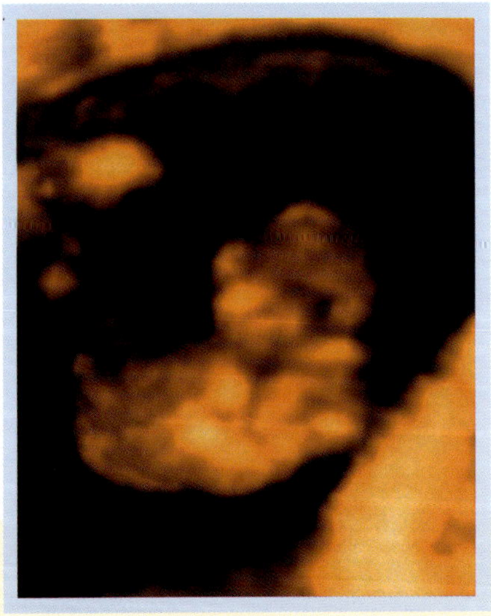

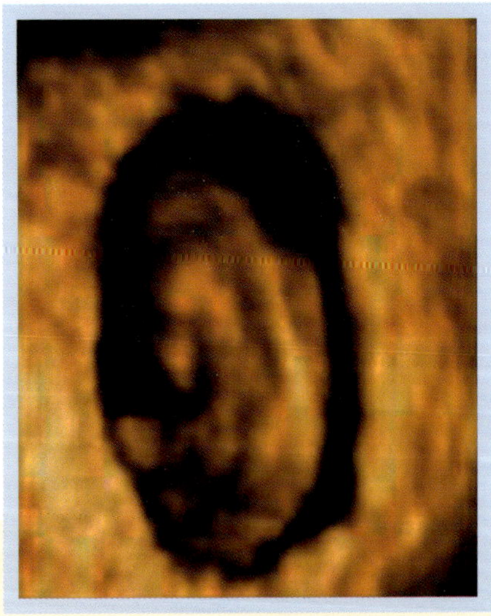

befinden scheinen. Meine Augenlider zeichnen sich ab und mein Innenohr wird angelegt.

Die meisten inneren Organe – Herz, Gehirn, Leber, Lunge und Nieren – sind in ihrer Anlage vorhanden, und mein Darm ist so lang, dass er sich außerhalb des Abdomens in einem Sack angrenzend an die Nabelschnur weiter entwickelt.

Meine Arme und Beine sind gewachsen und weisen nach vorne; außerdem kann ich meine Hände in den Gelenken drehen.

**Scheitel-Steiß-Messung**

Bei Ultraschalluntersuchungen wird die Länge des Babys vom Scheitel bis zum Steiß gemessen. Mit dieser Methode lässt sich das fetale Alter während der Frühschwangerschaft am genauesten ermitteln. Sie kann bereits ab der siebten Woche vorgenommen werden und ist deshalb so genau, weil ein Fötus im ersten Trimester einem sehr vorhersehbaren Wachstumsmuster folgt. Vergleicht man die Maße des Babys mit gewissen Richtgrößen, ergibt sich auf fünf Tage genau das geschätzte Alter.

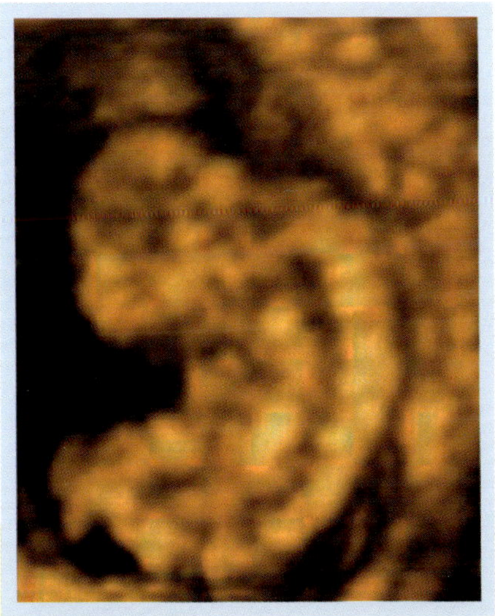

*In diesem Stadium lassen sich mehrere Merkmale erkennen. Die ersten beiden Bilder sind »externe Screenings« und zeigen die Seiten und den Rücken des Embryos, während auf dem dritten Foto innere Strukturen abgebildet sind.*

*Im mittleren Bild sind eine Arm- und eine Beinknospe sowie das Rückgrat zu sehen. Im letzten Bild kann man einen Blick in das Innere des Embryos werfen und die einzelnen Wirbel der Wirbelsäule ausmachen.*

*Der Dottersack ist im Vergleich zum Embryo inzwischen winzig, und man erkennt die Nabelschnur, die von der Plazenta zum Nabel führt.*

# 9 Woche

**LEBENSALTER**
7 Wochen

**LÄNGE**
22 bis 30 mm
vom Scheitel bis zum Steiß

Ich glaube, ich sehe inzwischen schon mehr wie ein Baby aus! Mein Rücken ist weniger gekrümmt, mein Hals bildet sich heraus und mein »Schwanz« ist verschwunden. Meine Arme und Beine sind viel länger und wachsen sehr schnell. Finger und Zehen sind fast vollständig ausgebildet, und an den Fingern entwickelt sich der Tastsinn.

Meine Augen sind fast komplett von den Lidern bedeckt, meine Kiefer sind ausgebildet und ich habe eine Nase.

Langsam wandert mein Darm zurück in die Bauchhöhle, die jetzt groß genug ist, um ihn aufzunehmen.

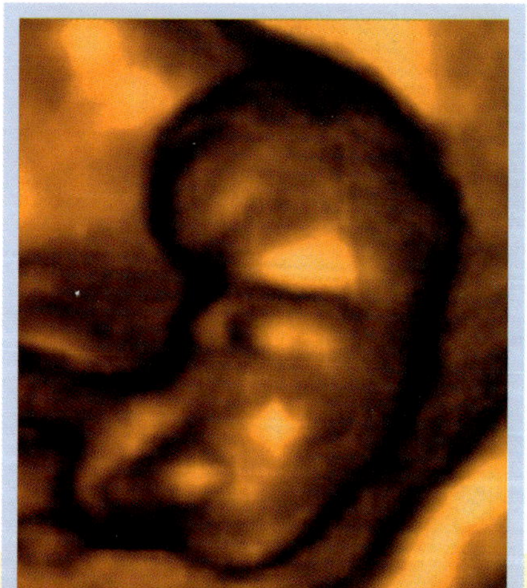

*Inzwischen sind Knie- und Ellbogengelenke zu erkennen, und der Embryo ist in der Lage, sich zu bewegen. Vielleicht können Sie den Unterschied in der Beinstellung bei diesen beiden Bildern sehen. Die angeschwollene Nabelschnur enthält die sich entwickelnden Eingeweide, die bald in die Bauchhöhle zurückwandern werden.*

## Eineiige und zweieiige Zwillinge

Wenn sich ein befruchtetes Ei teilt, sind eineiige oder monozygote Zwillinge das Ergebnis. Aus zwei zur gleichen Zeit befruchteten Eiern entstehen zweieiige oder dizygote Zwillinge. Monozygote Zwillinge teilen sich eine Plazenta. Bei eineiigen Zwillingsschwangerschaften kann es zu einer schweren Komplikation kommen, weil bei einer Kurzschluss-Verbindung der Blutgefäße beider Nabelschnüre sowie unterschiedlicher Pumpleistung der Herzen einer der Zwillinge manchmal Blut statt in den Mutterkuchen in den Kreislauf des anderen abgibt (das so genannte fetofetale Transfusionssyndrom). Frühzeitig erkannt, kann dieses Syndrom heute mithilfe der Laserchirurgie behandelt und das »Leck« in der Plazenta geschlossen werden. Daher wird Ihr behandelnder Arzt so früh wie möglich feststellen wollen, ob und welche Art von Zwillingen Sie erwarten.

Diese Aufnahmen zeigen eine Drillingsschwangerschaft – eineiige Zwillinge und ein einzelnes Kind in seiner eigenen Chorionhöhle.

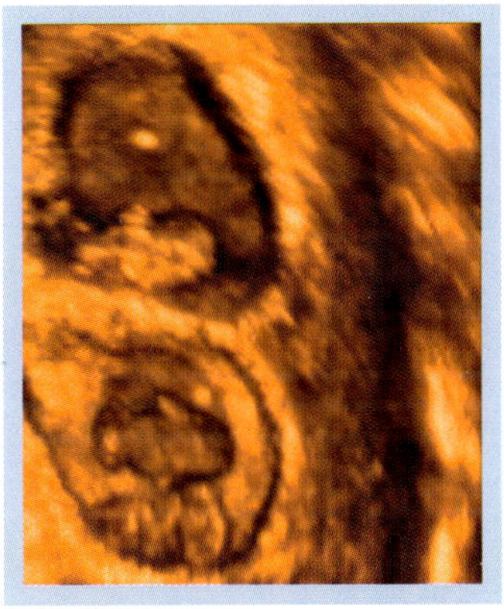

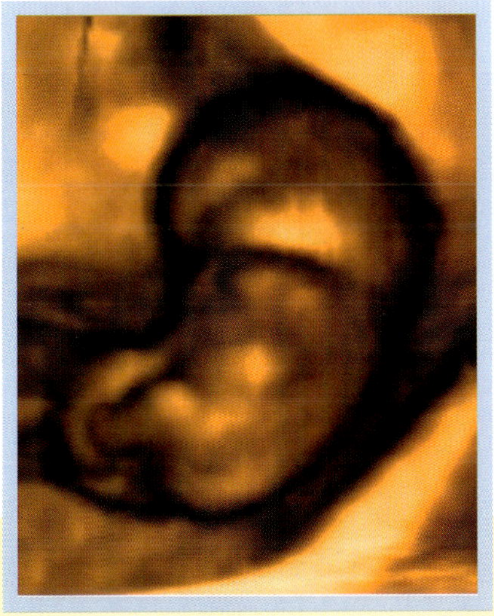

# 10 Woche

**LEBENSALTER**
8 Wochen

**LÄNGE**
31 bis 42 mm
vom Scheitel bis zum Rumpf

**GEWICHT**
5 Gramm

Ab dieser Woche werde ich offiziell als Fötus bezeichnet, was so viel wie »Sprössling« bedeutet. Bis jetzt war mein Gewicht zu gering, um gemessen werden zu können, aber jetzt nehme ich von Woche zu Woche zu.

Mein Gehirn ist beträchtlich gewachsen, sodass mein Kopf im Verhältnis zum Rest des Körpers noch immer sehr groß aussieht. Augen und Nase sind deutlich erkennbar, aber meine Lider sind zusam-

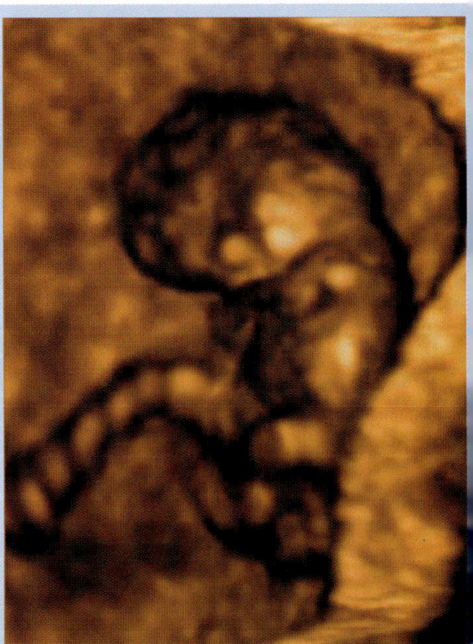

*Vergleicht man diesen Embryo mit einem neun Wochen alten, so wird deutlich, wie viel sich in einer Woche ändert. In diesem Stadium haben alle Babys ungefähr die gleiche Größe, sodass ein Arzt das Lebensalter mithilfe der Ultraschalluntersuchung recht genau bestimmen kann.*

mengewachsen und öffnen sich erst nach 24 Wochen (siehe jedoch unter 18. Schwangerschaftswoche). In meinem Zahnfleisch bilden sich zwanzig winzige Zahnknospen (Milchzähne).

Die meisten meiner Gelenke sind jetzt ausgebildet, darunter auch Hand- und Fußgelenke. Finger und Zehen sind inzwischen vereinzelt, und mein Fuß ist ungefähr 2,5 mm lang.

Das Nervensystem reagiert und viele meiner inneren Organe haben ihre Arbeit aufgenommen. Das Herz hat seine endgültige Form und schlägt 140-mal oder mehr pro Minute. Lunge, Magen und Darm entwickeln sich weiter. Die Nieren wandern in ihre endgültige Position im Oberbauch.

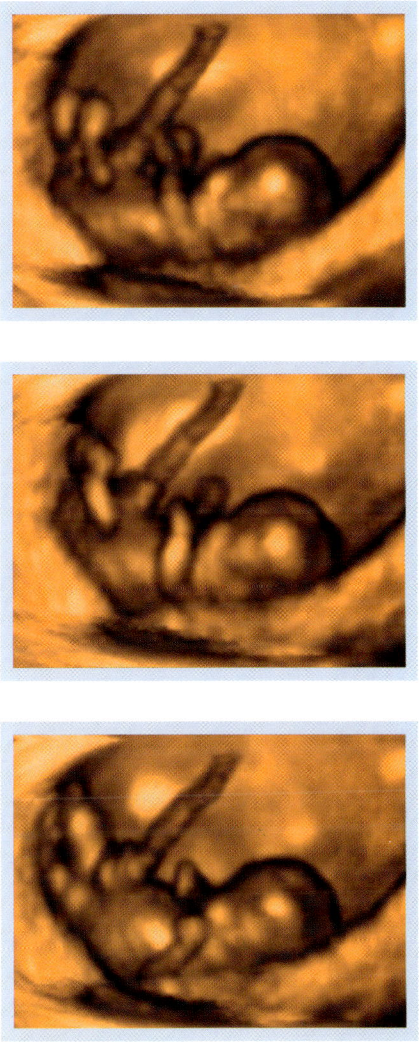

*Die Bewegung der Gliedmaßen lässt sich bei einem Fötus viel besser in der achten als in der siebten Lebenswoche erkennen. Im unteren Bild hält der Fötus seine Hände in der häufig zu beobachtenden »Boxerhaltung«. Die Ausbuchtung in der Nabelschnur weist auf die sich entwickelnden Eingeweide des Fötus hin.*

# 11 Woche

**LEBENSALTER**
9 Wochen

**LÄNGE**
44 bis 60 mm
vom Scheitel bis zum Rumpf

**GEWICHT**
8 Gramm

Sämtliche lebenswichtigen Organe – Gehirn, Lunge, Leber, Nieren und Darm – sind vollständig ausgebildet und nehmen an Umfang zu. Wenn diese Woche vorbei ist, hat sich meine Körperlänge gegenüber der letzten Woche praktisch verdoppelt, aber mein Kopf ist jetzt etwa halb so lang.

In meinen Augen entsteht die Iris, und am Ende der Woche ist die Entwicklung meiner Innenohren abgeschlossen.

Bei einem Screening kann man jetzt meine Finger zählen, und ich kann schlucken, gähnen und saugen.

*Die beiden hier gezeigten Ultraschallaufnahmen wurden aus verschiedenen Positionen aufgenommen. Das Bild links wurde durch die Bauchdecke gemacht, das rechte durch die Vagina. Man sieht, dass sich die Augen weiter in die Mitte des Gesichts bewegt und sich inzwischen auch die Lider ausgebildet haben. Die Ohren nehmen allmählich ihre endgültige Form an. Die Nabelschnur enthält jetzt keine Eingeweide mehr.*

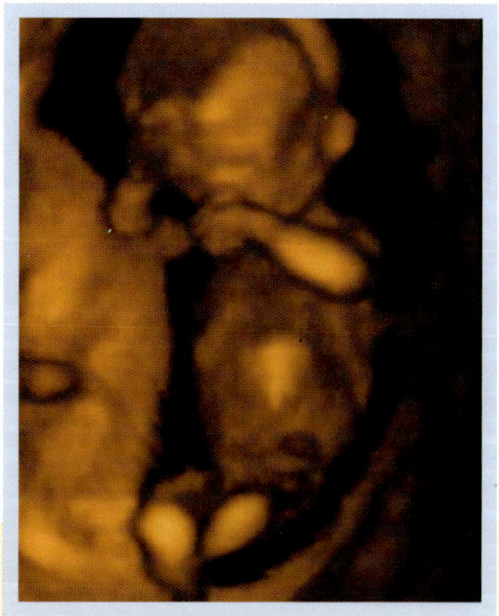

11. Woche

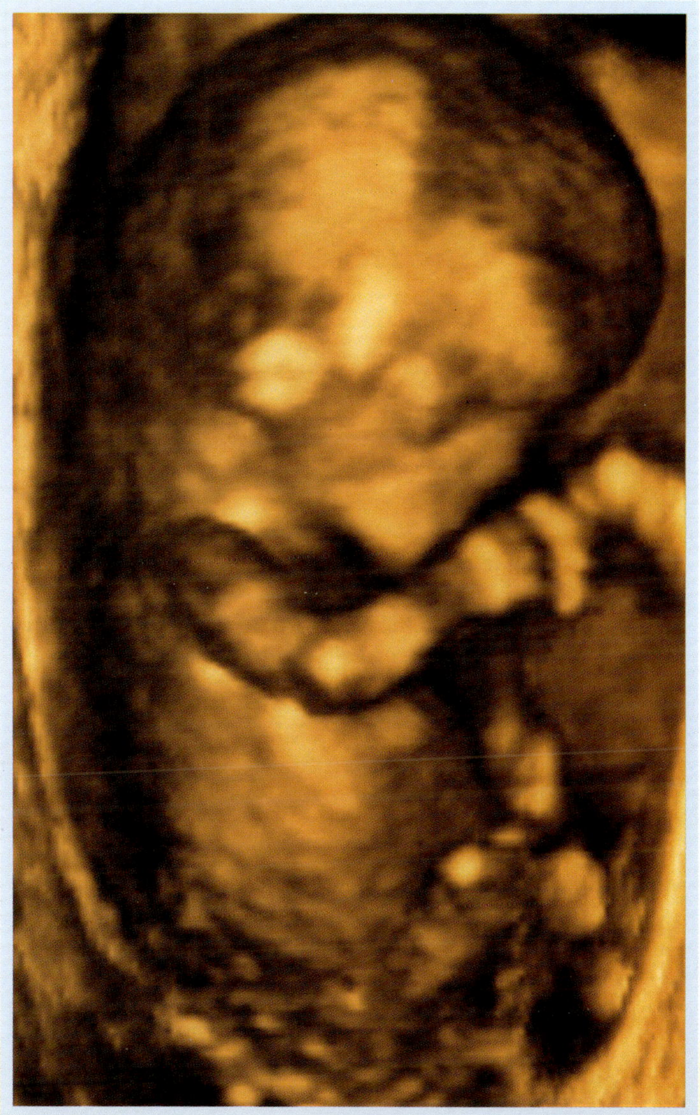

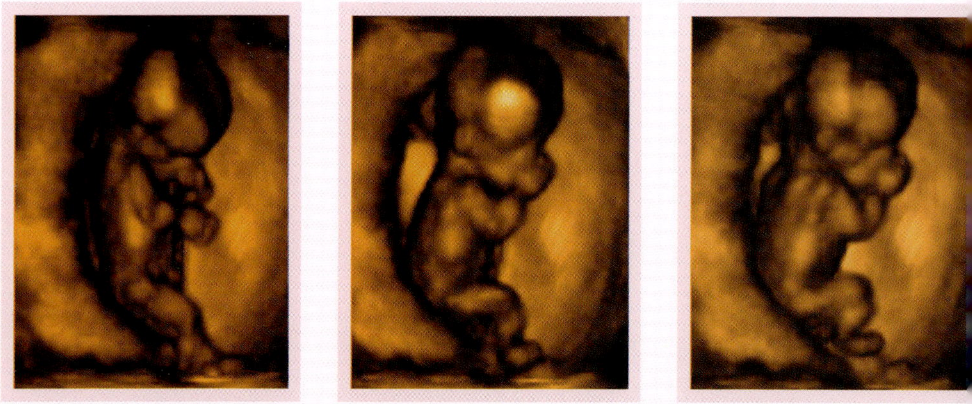

Gegen Ende des ersten Trimesters bewegt der Fötus seinen Kopf und seine Gliedmaßen, und mit Beginn des zweiten Trimesters fängt er an, auf und ab zu hüpfen, und benutzt dabei die Wände der Gebärmutter als Sprungbrett.

Diese Bildfolge zeigt eines der frühesten Beispiele für Reflexverhalten. Reflexe entwickeln sich schon sehr früh, denn sie sind wichtig für das Überleben des Babys, und so hat es ausreichend Zeit, sie zu perfektionieren. In seiner mit Flüssigkeit gefüllten Fruchtblase hebt dieser Fötus ein Bein, winkelt das Knie an und stellt seinen Fuß dann vorsichtig flach auf die Gebärmutterwand. Dabei handelt es sich um den so genannten Laufreflex.

Ebenso häufig ist diese Position der Hände zu beobachten: Das Baby führt sie entweder zum Mund oder hält sie zusammengeballt in der so genannten Boxerhaltung vor

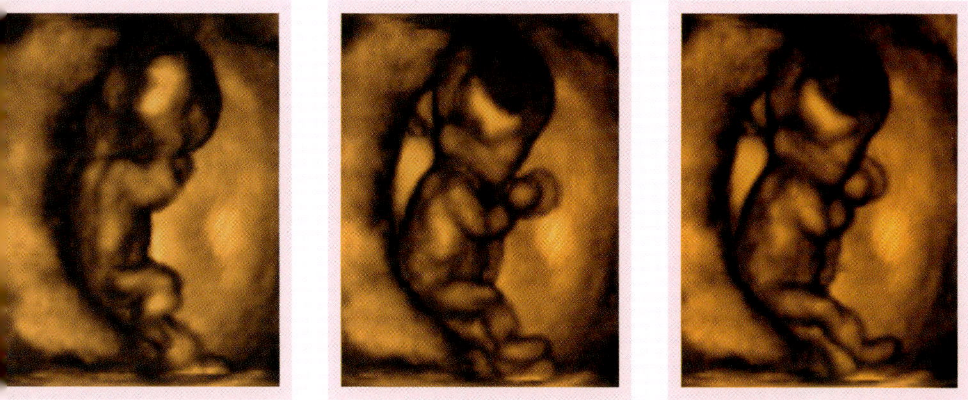

dem Gesicht. Es hat nur wenige Wochen genügend Platz, um sich so frei zu bewegen, und nutzt diese Zeit so gut es kann.

Die Schädelknochen stehen weit auseinander, damit sich das Gehirn ungehindert entwickeln kann.

»Immerzu! Immerzu!
Ohne Rast und Ruh!«

# 12 Woche

**LEBENSALTER**
10 Wochen

**LÄNGE**
61 mm
vom Scheitel bis zum Steiß

**GEWICHT**
8 bis 14 Gramm

Obwohl meine Organe – besonders mein Gehirn – sich weiter entwickeln, verfüge ich inzwischen über alle Anlagen, die mich zu einem menschlichen Wesen machen. Meine Größe hat sich in den letzten drei Wochen fast verdoppelt!

Meine Finger und Zehen haben sich vereinzelt, meine Haare und Nägel wachsen weiter und meine Knochen werden härter, weil sich Kalzium einlagert.

Meine Geschlechtsorgane sind jetzt deutlich zu erkennen (siehe mittleres Bild), obwohl nur ein Fachmann sagen könnte, ob ich ein Junge oder ein Mädchen bin. Nicht

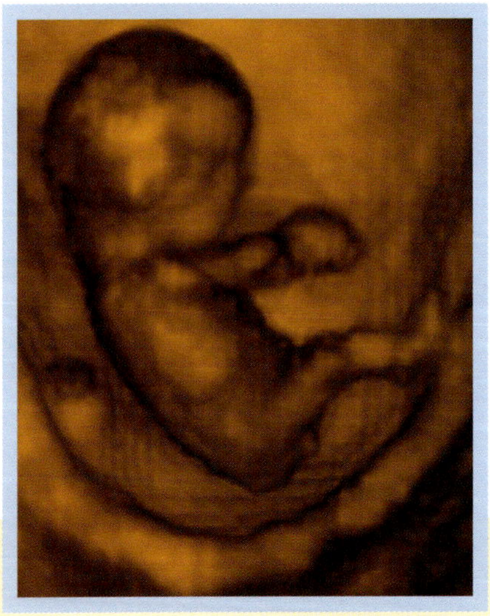

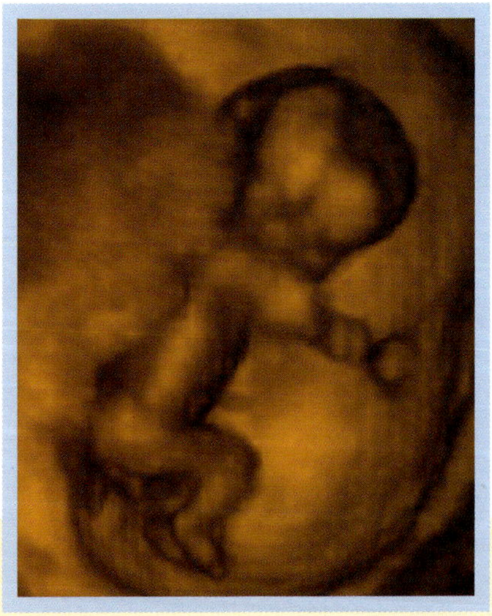

12. Woche

zu sehen ist, dass sich meine Stimmbänder herausbilden und meine Hirnanhangdrüse damit beginnt, Hormone zu produzieren.

Mein Darm kann nun Kontraktionen erzeugen, sodass Nahrung transportiert wird. Und er kann Glukose resorbieren.

Alles ist in Bewegung – ich auch. Es macht mir sehr viel Spaß, meine Arme und Beine auszustrecken und herumzuhüpfen.

### Chorionzottenbiopsie

Die Plazenta enthält Chorionzotten, winzige, wie Finger geformte Gewebsteile, welche die gleichen Chromosomen und genetischen Informationen enthalten wie der Fötus. Durch Punktion kann ein Arzt einige Zellen entnehmen, um sie auf Chromosomenanomalien zu untersuchen. Diese Untersuchung wird früher als die Fruchtwasserpunktion (Amniozentese) durchgeführt (siehe Seite 41), birgt jedoch ein etwas höheres Fehlgeburtsrisiko. Dieses hat meiner Meinung nach nichts mit dem Verfahren zu tun, denn allgemein ist die Wahrscheinlichkeit einer Fehlgeburt nach der zwölften Schwangerschaftswoche größer als nach der 16.

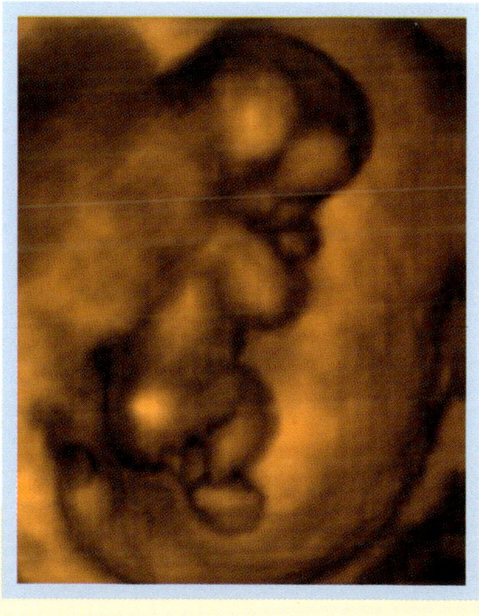

*Dieses Baby hat viel Spaß: Es streckt und beugt seine Arme und Beine in fließenden, geschmeidigen Bewegungen. Seine Fontanelle ist sehr groß und bietet dem Gehirn viel Platz zum Wachsen. Die Plazenta erscheint in den letzten beiden Bildern als eine flaumige Wolke.*

# Trimester 2

Im zweiten Trimester (13. bis 24. Schwangerschaftswoche) wächst das Baby sehr schnell und entwickelt komplexe koordinierte Bewegungen. Während es im ersten Trimester hauptsächlich um Zelldifferenzierung ging, spielt jetzt die Zellteilung die Hauptrolle.

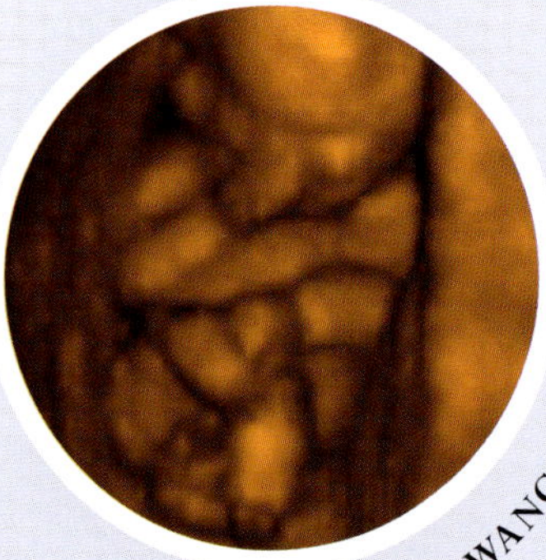

13. SCHWANGERSCHAFTSWOCHE

In dieser Zeit ist der Fötus am aktivsten. Er ist in der Lage, sich zu beugen, zu strecken und zu drehen, kann treten, hüpfen und sehr komplexe Bewegungen mit seinen Händen ausführen. Darüber hinaus verfügt er über eine Reihe weiterer Fähigkeiten: Er kann saugen, schlucken, gähnen, greifen und hat ein räumliches Empfinden. Das schnelle Wachstum des Kleinhirns ermöglicht es dem Baby, seine Bewegungen besser zu koordinieren. Etwa nach der Hälfte dieses Trimesters spürt die Mutter die Bewegungen ihres Kindes. Finger- und Fußnägel, Haut und Körperbehaarung, einschließlich Augenbrauen und Wimpern, erscheinen, und es werden unterschiedliche Schutzschichten für Haut und Nerven produziert. Eizellen und Spermien sind vorhanden.

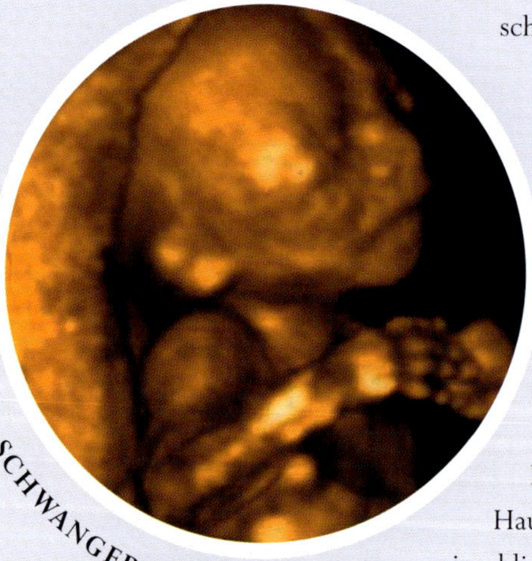

17. SCHWANGERSCHAFTSWOCHE

Das Baby kann jetzt Gallenflüssigkeit und Urin produzieren sowie Geräusche wahrnehmen; einige Wissenschaftler behaupten, es könne sogar verschiedene Geschmacksrichtungen unterscheiden.

Alle inneren Körpersysteme, darunter der Kreislauf, das sensorische und das hormonale System, reifen weiter heran. Gegen Ende dieses Trimesters nimmt der Fötus deutlich an Gewicht und Körperlänge zu.

Das Baby hat eine entscheidende Phase in seiner Entwicklung durchlaufen und ist jetzt für viele Infektionen und bestimmte Drogen weniger anfällig. Zu Fehlbildungen kann es nur noch durch äußere Einflüsse wie Alkohol kommen. Am Ende dieser Phase gilt das Baby als lebensfähig, d. h. es ist in der Lage, außerhalb des Mutterleibs zu überleben – wenn auch nur mit Hilfe eines pädiatrischen Teams und oft mit großen Komplikationen.

Bei pränatalen Untersuchungen, die zu dieser Zeit durchgeführt werden, lassen sich Missbildungen und das Geschlecht des Kindes feststellen.

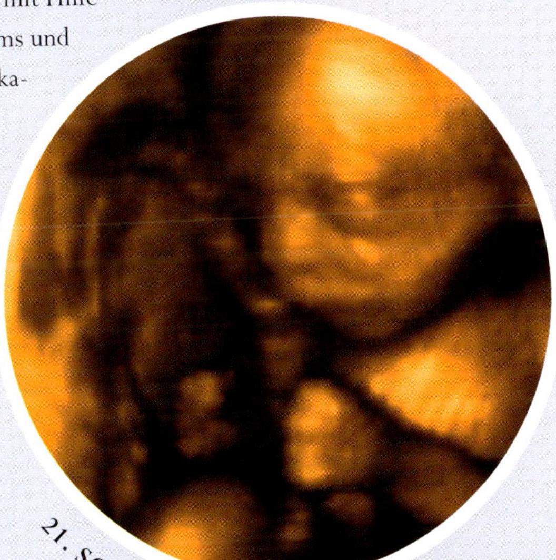

21. SCHWANGERSCHAFTSWOCHE

# 13 Woche

**LEBENSALTER**
11 Wochen

**LÄNGE**
75 mm
vom Scheitel bis zum Steiß

**GEWICHT**
20 Gramm

Wenn meine Mutter sich den Bauch stößt, drehe und winde ich mich. Inzwischen habe ich nämlich einige Reflexe entwickelt: Wenn meine Handinnenflächen berührt werden, schließe ich die Finger zur Faust; wenn meine Fußsohlen stimuliert werden, krümme ich die Zehen, und bei Berührung meiner Augenlider ziehen sich meine Augenmuskeln zusammen.

Meine Nervenzellen haben sich rasch vervielfacht, und es bilden sich Synapsen.

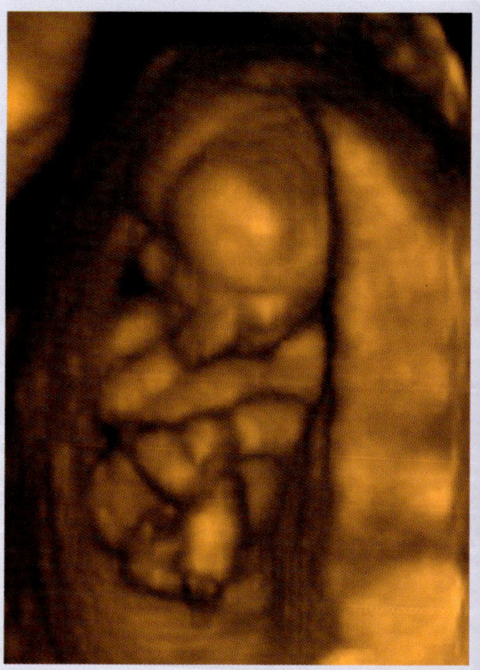

13. Woche

Mein Gesicht sieht schon viel menschlicher aus; die Augen sind dichter zusammen gerückt und die Ohren befinden sich bereits fast an der richtigen Stelle. Ich kann meine Lippen öffnen und schließen. Mein Hals ist stark genug, um die Bewegungen des Kopfes zu stützen.

Das Knochengewebe beginnt, sich zu entwickeln, und man kann bereits meine Rippen erkennen. Meine Leber produziert Galle und meine Nieren Urin.

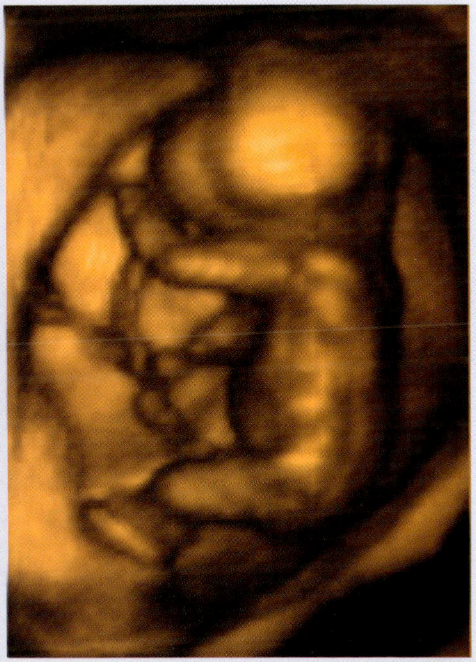

**Mädchen oder Junge?**

Die embryonalen Geschlechtsorgane bei Jungen und Mädchen sind in den ersten Wochen identisch, auch wenn das Geschlecht des Kindes bereits genetisch festgelegt ist. Bei einer Ultraschalluntersuchung lassen sich die sekundären Geschlechtsorgane erst ab dem dritten Lebensmonat unterscheiden. Nach der achten Woche erscheinen diese bei beiden Geschlechtern in Form einer Ausbuchtung mit einer Furche in der Mitte. Bleibt diese Harnröhrenfurche offen, wird es ein Mädchen, schließt sie sich, wird es ein Junge. Weisen die Genitalien beim Ultraschall nach oben, ist es ein Junge; weisen sie nach unten, ist es ein Mädchen.

*Auf dem ersten Bild sieht man, wie der kleine Fötus zusammengerollt schläft, während er auf dem zweiten wach ist und mit seiner Nabelschnur spielt.*

*Die Nabelschnur dient dem Baby oft als Spielzeug und ist häufig um seinen Hals oder seinen Körper geschlungen. Dies ist meist kein Grund zur Besorgnis, da die Nabelschnur sehr elastisch ist und das Kind nicht so stark daran ziehen kann, dass ihre Funktion blockiert wird.*

# Woche

**LEBENSALTER**
12 Wochen

**LÄNGE**
80 bis 93 mm
vom Scheitel bis zum Steiß

**GEWICHT**
25 Gramm

Meine Bewegungen werden jetzt immer koordinierter, und ich kann meine Finger, Hände, Handgelenke, Beine, Knie und Zehen beugen und strecken. Mein Nervensystem hat seine Arbeit aufgenommen. Augenlider sowie Finger- und Fußnägel entwickeln sich weiter, und ich habe sogar schon ein paar Haare auf dem Kopf.

Ich fange an, Atembewegungen zu »üben«, auch wenn es in der Gebärmutter keine Luft gibt – ich werde über die

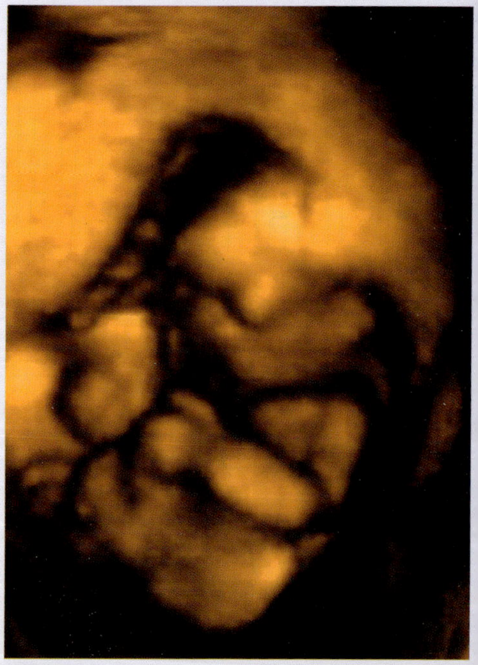

14. Woche

Nabelschnur aus der Plazenta mit Sauerstoff versorgt.

Mein Hals wird länger, sodass mein Kinn nicht mehr auf der Brust liegt. Ich habe Wangen! Meine Ohren sind höher und weiter nach vorne gewandert. Man kann meinen Nasenrücken erkennen. Meine äußeren Genitalien zeichnen sich ab.

**Der fetale Herzschlag**

In der sechsten Schwangerschaftswoche kann man das Pulsieren des fetalen Herzens auf dem Ultraschall erkennen; es schlägt 125-mal pro Minute. In der siebten Schwangerschaftswoche schlägt es 150-mal und in der achten Woche 175-mal in der Minute. In der 16. Schwangerschaftswoche hat sich der Herzschlag auf 120- bis 160-mal pro Minute eingependelt und ist damit doppelt so schnell wie der eines Erwachsenen; für den Rest der Schwangerschaft ist dies die Herzschlagfrequenz im Ruhezustand des Kindes.
Wenn Sie Ihre Hebamme oder Ihren Arzt bitten, sich den Herzschlag Ihres Babys anhören zu dürfen, sollte dies ab der 16. Woche mit Hilfe einer kleinen Dopplersonde möglich sein.
Während der Wehen kann der Herzschlag kontinuierlich überwacht werden, um sicherzustellen, dass es dem Baby gut geht.

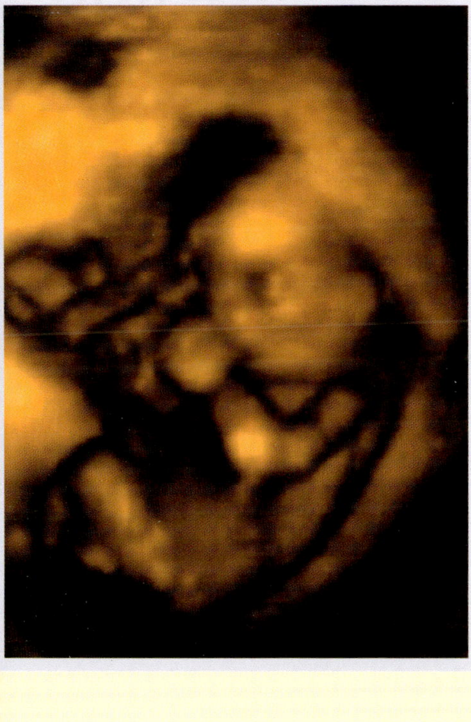

*Wie man bei diesem Fötus sehen kann, entwickelt sich der Saugreflex bereits sehr früh. Er kann den Daumen von den Fingern trennen und ihn dann zum Mund führen.*

# Woche

**LEBENSALTER**
13 Wochen

**LÄNGE**
104 bis 114 mm
vom Scheitel bis zum Steiß

**GEWICHT**
50 Gramm

Man kann es zwar nicht sehen, aber es entstehen immer mehr Knochen, sodass ich die Arme an den Handgelenken und Ellbogen besser beugen kann. Außerdem kann ich meine Finger zur Faust ballen, auch wenn dies noch nicht der Kontrolle meines Gehirns unterliegt.

Die Lanugo-Behaarung bildet sich, ein feiner Flaum, der mir hilft, meine Körpertemperatur zu regulieren. Sie folgt der Struktur meiner hauchdünnen Haut und bildet Muster auf meinem Körper, die wie Fingerabdrücke aussehen. Ich bekomme auch Augenbrauen und mehr Haare auf dem Kopf.

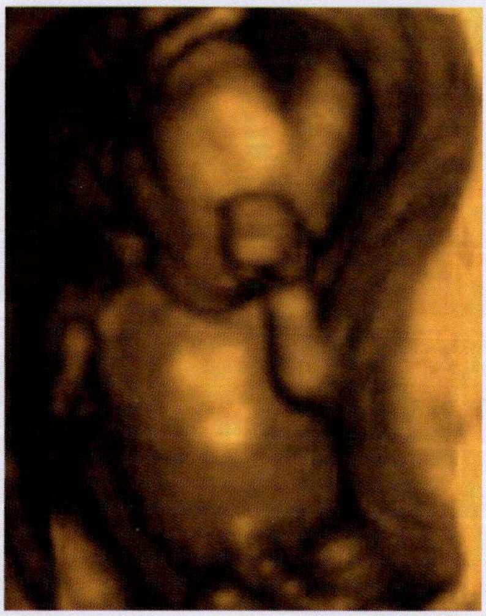

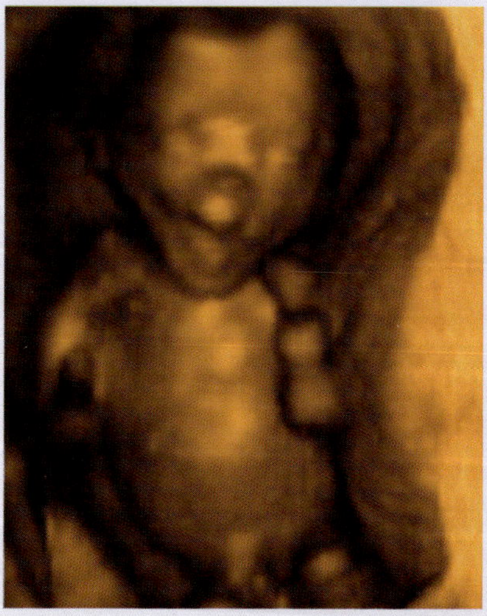

Die winzigen Knochen in meinem Mittelohr werden allmählich härter, aber da die Gehörzentren in meinem Gehirn noch nicht ausgebildet sind, weiß ich nicht, was ich höre. Ich beherrsche aber schon verschiedene Gesichtsausdrücke: Ich kann die Stirn runzeln und Grimassen schneiden.

**Entwicklung der Gliedmaßen**

Zuerst entwickeln sich die Hände und dann die Füße. Nach Meinung einiger Wissenschaftler liegt dies daran, dass die Entwicklung dem Gebrauch folgt. Da ein Baby Dinge festhalten muss, bevor es lernt zu stehen und zu gehen, entwickeln sich die Füße erst später. Einer anderen Theorie zufolge entwickeln sich die Hände, zusammen mit den Augen und Ohren, deshalb früher, weil auch sie zu den Sinnesorganen zählen.

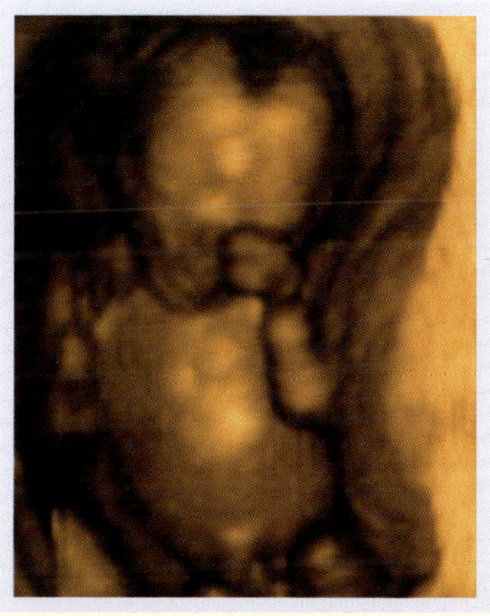

*Dieses Kind zeigt eine Reihe verschiedener Aktivitäten. Es kann seine Hände bewegen, die Fäuste ballen und gähnen. Diese Fertigkeiten werden für das Leben außerhalb des Mutterleibs perfektioniert.*

# 16 Woche

**LEBENSALTER**
14 Wochen

**LÄNGE**
108 bis 116 mm
vom Scheitel bis zum Steiß

**GEWICHT**
80 Gramm

Meine Arme und Beine sind komplett, und meine Beine werden länger als die Arme. All meine Gelenke funktionieren. Die bereits vorhandenen Knochen werden härter und lagern Kalzium ein.

Auch wenn ich noch immer auf die Antikörper meiner Mutter angewiesen bin, kann mein Immunsystem inzwischen auch eigene Antikörper produzieren.

Mein Nervensystem arbeitet und meine Muskeln reagieren auf Impulse des Gehirns, sodass ich meine Bewegungen gezielt ausführen kann.

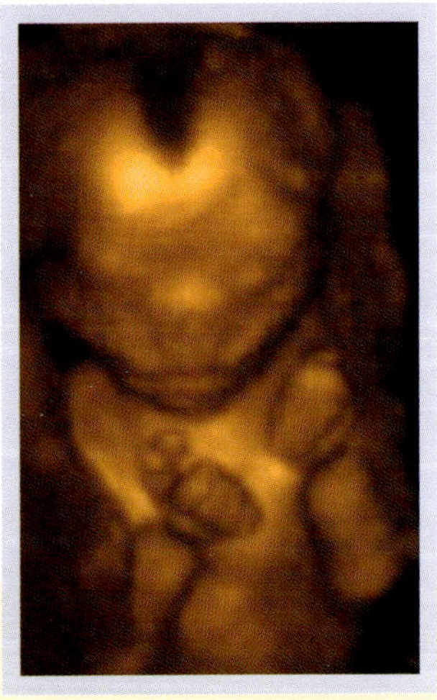

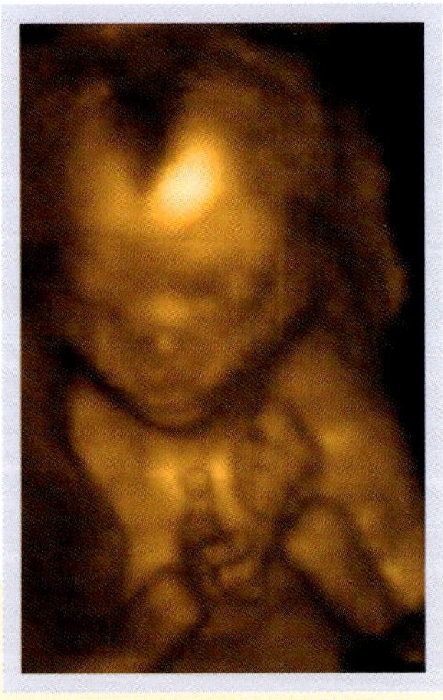

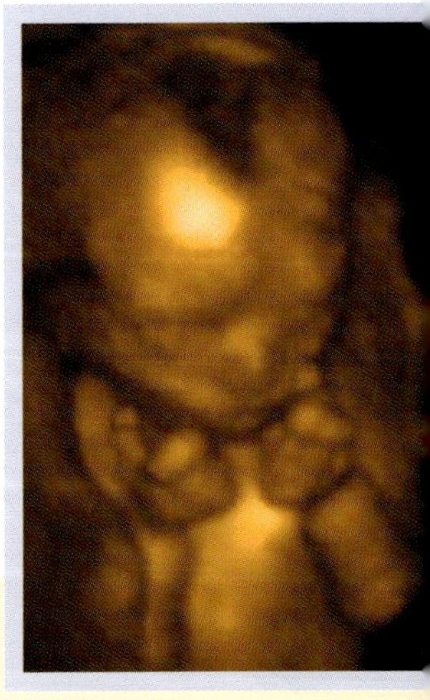

16. Woche

Es ist eine ziemlich aktive Zeit, und es macht mir Spaß, mich zu drehen, zu treten und Purzelbäume zu schlagen.

Ein Ultraschallexperte sollte mein Geschlecht jetzt ganz leicht bestimmen können. Was man jedoch nicht sehen oder fühlen kann, ist der Schluckauf, den ich manchmal habe. Er ist lautlos, weil in meiner Luftröhre keine Luft, sondern nur Flüssigkeit ist.

**Amniozentese**

Durch die Bauchdecke wird etwas Fruchtwasser entnommen, in dem kindliche Zellen schwimmen. Diese werden vermehrt und zur Teilung gebracht, denn nur in diesem Stadium sind die Chromosomen sichtbar. Ein bis zwei Wochen nach der Untersuchung liegt das Ergebnis vor. Die so genannte Fluoreszenz-in-situ Hybridisierung (FISH) dauert dagegen nur 24 bis 48 Stunden. Mit dieser Methode ist zwar keine Analyse des vollständigen Chromosomensatzes (Karyogramm) möglich, aber es lassen sich Veränderungen bei den am häufigsten betroffenen (21, 18, 13 und Geschlechtschromosomen) feststellen. FISH kann eingesetzt werden, wenn die Wahrscheinlichkeit einer Chromosomenanomalie besteht.

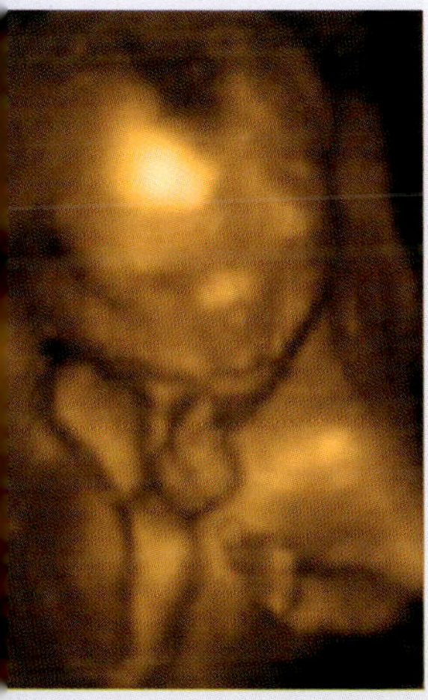

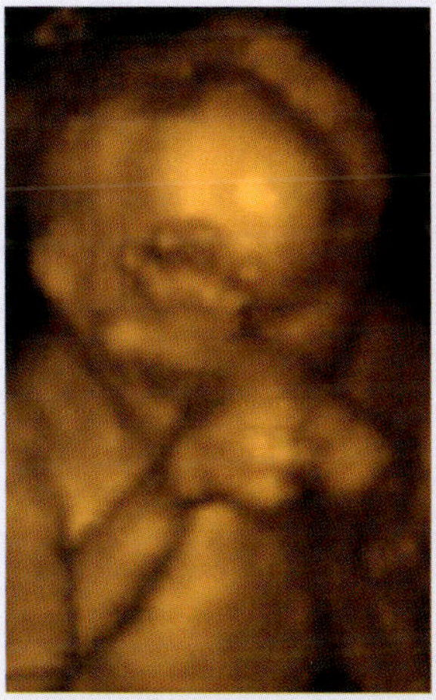

*Dieses Baby führt innerhalb weniger Sekunden sehr viele verschiedene Bewegungen aus. Es dreht die Hände, ballt die Finger zur Faust und streckt sie aus, berührt sein Gesicht und hält die Daumen hoch, um daran zu lutschen. Die Schnelligkeit und Komplexität dieser Bewegungen weisen darauf hin, dass sie einer ausgeprägten Kontrolle des Gehirns unterliegen.*

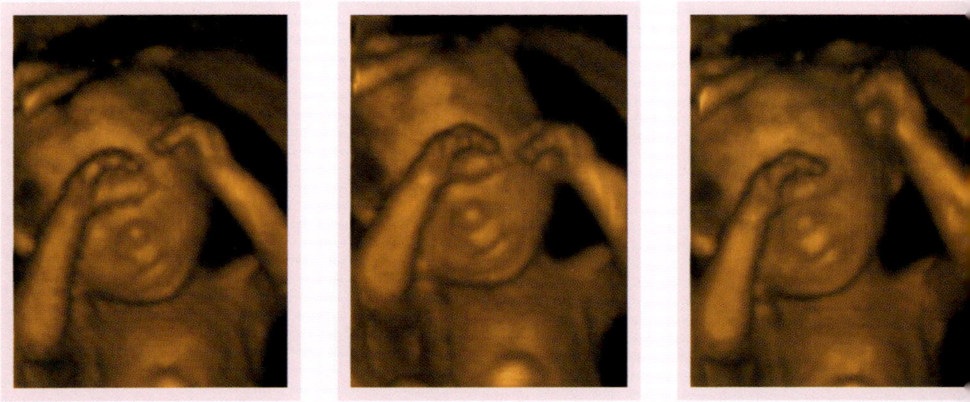

Die als unbewusste Eigenwahrnehmung des Körpers im Raum definierte Propriozeption hängt von einer Vielzahl von Informationen ab, die das Gehirn von den Ohren, den Augen, der Nase und den Gliedmaßen empfängt. Etwa in der 17. Lebenswoche bildet das Gehirn Nervenbahnen aus, die es dem Fötus ermöglichen, seine Körperteile wahrzunehmen. Die Propriozeption ist ein dynamischer Sinn, der den Menschen in die Lage versetzt, sich einer wechselnden Umgebung anzupassen. Der für dieses Verhaltensspektrum zuständige Teil des Gehirns ist das Kleinhirn, das in dieser Phase am schnellsten wächst.

Auch wenn die Propriozeption erst bei der Geburt des Babys vollständig ausgebildet ist und dafür sorgt, dass seine Sinne auf unterschiedliche Art stimuliert werden, tauchen die ersten Anzeichen dafür schon früh in der fetalen Entwicklung auf.

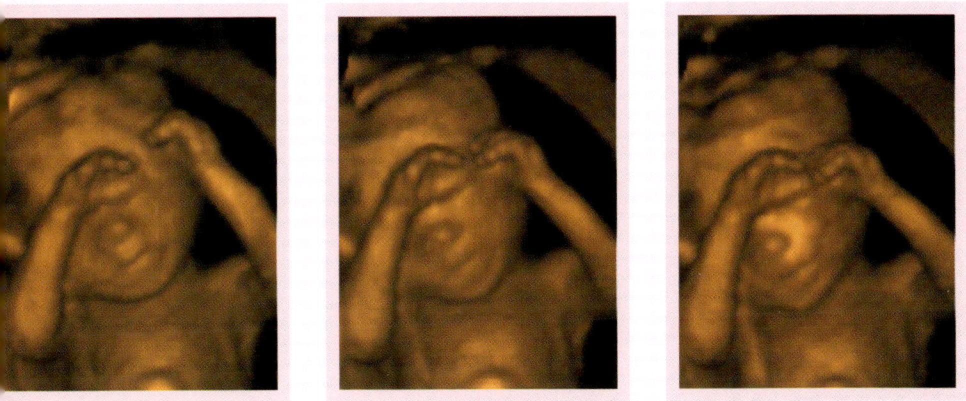

Dieses Baby führt seine Hände zusammen, aber sobald sie sich einander nähern, bewegen sie sich ruckartig wieder auseinander – vermutlich eine Reflexreaktion. Aber es gibt nicht auf und schafft es schließlich, die Hände zusammen zu führen.

»Alles Menschliche muss erst werden und wachsen und reifen.«

# 17 Woche

**LEBENSALTER**
15 Wochen

**LÄNGE**
11 bis 12 cm
vom Scheitel bis zum Steiß

**GEWICHT**
100 Gramm

Mein Kopf hat im Verhältnis zum Rest meines Körpers schon fast die richtige Größe, aber wegen des fehlenden subkutanen Fetts ist mein Gesicht noch sehr hager. Ich habe die Augen noch immer geschlossen, aber sie sind schon viel größer. Kopfbehaarung, Augenbrauen und Wimpern sind mittlerweile dichter. Außerdem habe ich jetzt Finger- und Fußnägel.

Ich kann viel mit meinen Händen machen und sie sogar in den Mund stecken. Meine Finger sind sehr gut ausgebildet; unten auf den Bildern kann man die einzelnen Fingerknöchel erkennen.

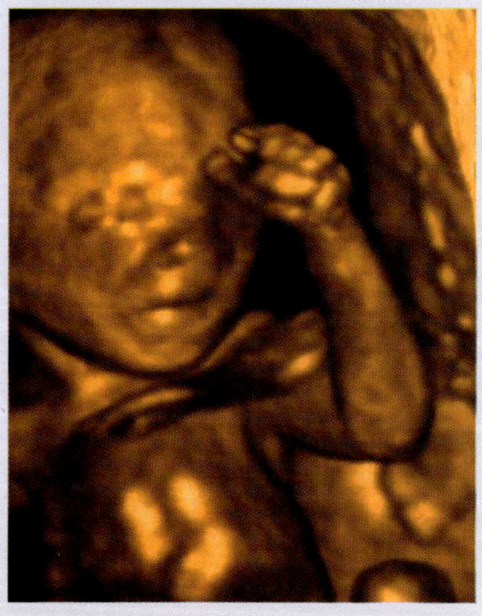

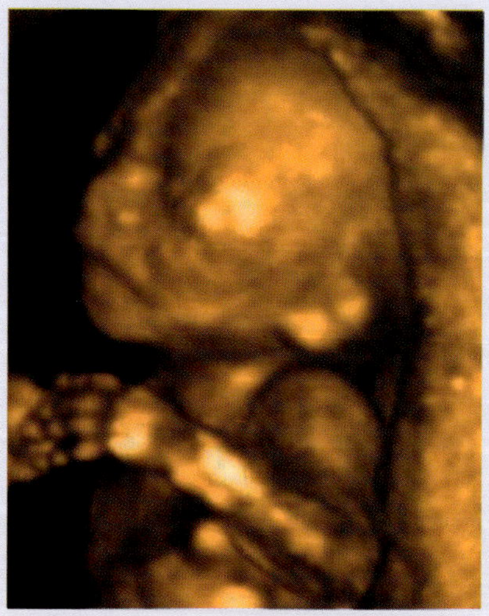

Mein Kreislauf und mein Harnsystem arbeiten perfekt. Ich schlucke Fruchtwasser und scheide es über Niere und Blase wieder aus. Mein Brustkorb hebt und senkt sich, wenn ich Atemübungen mache; Fruchtwasser läuft durch meine Atemwege und wieder hinaus. Mein Herz pumpt 24 Liter Blut am Tag. Ich lege langsam braunes Fett zu, das mir nach meiner Geburt hilft, meine Körpertemperatur zu regulieren.

**Fruchtwasser**

Bestehend aus Flüssigkeit aus der Plazenta sowie der Lunge und dem fetalen Urin des Kindes erreicht das Fruchtwasser mit 1000 bis 1200 ml zwischen der 36. und 38. Schwangerschaftswoche seinen höchsten Stand, fällt dann aber in der 42. Woche rapide auf 300 ml ab. Babys fangen etwa ab der 19. Lebenswoche an, Fruchtwasser zu schlucken. Wissenschaftler sind der Meinung, dies geschehe, um das Wachstum und die Entwicklung des fetalen Verdauungssystems zu unterstützen. Fruchtwasser liefert dem Baby auch essenzielle Nährstoffe. So kann ein Kind kurz vor der Geburt in einem Zeitraum von 24 Stunden ganze 500 ml davon schlucken.

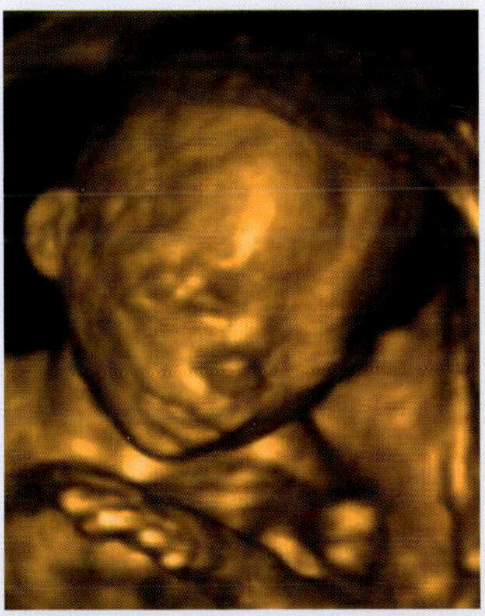

*Das Gesicht dieses Kindes ist zwar sehr dünn, aber Ohren, Lippen, Nase und Kinn sind wunderschön geformt. In diesen schnell hintereinander aufgenommenen Ultraschallbildern sieht man, dass das Kind ständig in Bewegung ist; es dreht den Körper und öffnet und schließt die Hände. Sogar die einzelnen Fingerknochen sind zu erkennen.*
*Diese Aufnahmen zeigen auch viel vom Inneren der Gebärmutter. Im ersten Bild erkennt man die Blutgefäße der Gebärmutterwand, im zweiten ist die Plazenta deutlich hinter dem Kopf des Fötus zu sehen, während oben im dritten Bild die Gebärmutterschleimhaut sichtbar ist.*

# 18 Woche

**LEBENSALTER**
16 Wochen

**LÄNGE**
12,5 bis 14 cm
vom Scheitel bis zum Steiß

**GEWICHT**
150 Gramm

*Da sich im Gesicht dieses Babys ein wenig mehr Fett eingelagert hat, sieht es »süßer« aus als das der vorhergehenden Woche. Man kann deutlich die Kranznaht und die Scheitelnaht erkennen, die dafür sorgen, dass der Schädel bei der Bildung des Gehirns geöffnet bleibt. Dieses Kind zeigt außerdem ein sehr ungewöhnliches Phänomen. Die meisten Ärzte glauben zwar, die Augenlider seien bis zur 24. Schwangerschaftswoche zusammengewachsen, aber dieses Baby hat zumindest ein Auge weit geöffnet!*

In meiner schnell wachsenden Lunge entwickeln sich die Anlagen für winzige Bläschen, die so genannten Alveolen.
Mein Atemsystem wird jedoch erst sehr spät ausgereift sein.
An meinen Fingerspitzen und Zehen haben sich Ballen gebildet, und die einzigartigen Spiralen und Kringel, aus denen meine Fingerabdrücke entstehen, zeichnen sich ab. Es macht mir viel Spaß zu boxen, zu treten und mich zu drehen.
Meine Augen befinden sich jetzt in der richtigen Position, auch wenn meine Lider für gewöhnlich noch bis zur 24. Woche geschlossen bleiben, um die Augen zu schützen.
Unverdaute Rückstände aus geschlucktem Fruchtwasser sammeln sich in meinem Darm. Diese breiige Masse nennt man Mekonium oder Kindspech. Sie wird meine ersten Darmbewegungen auslösen und geht normalerweise erst nach der Geburt ab.
Bei Jungen bildet sich jetzt die Prostata.

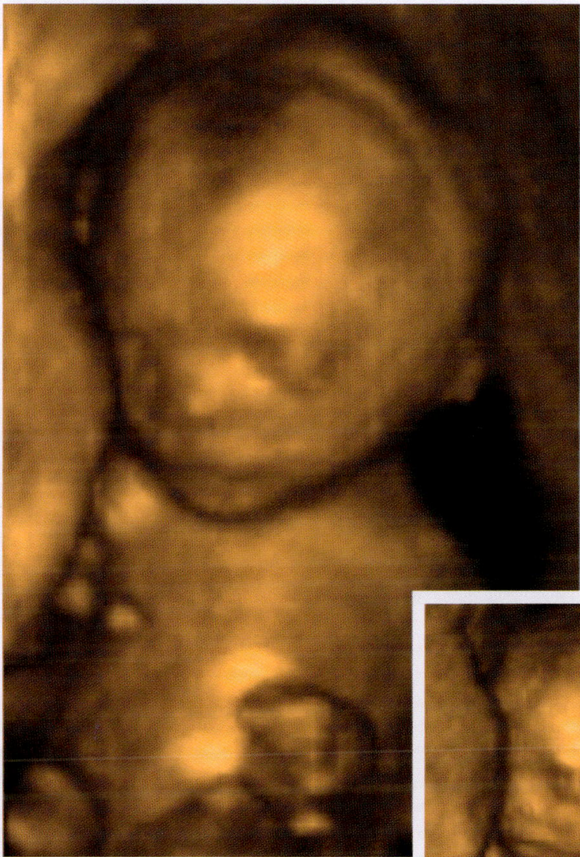

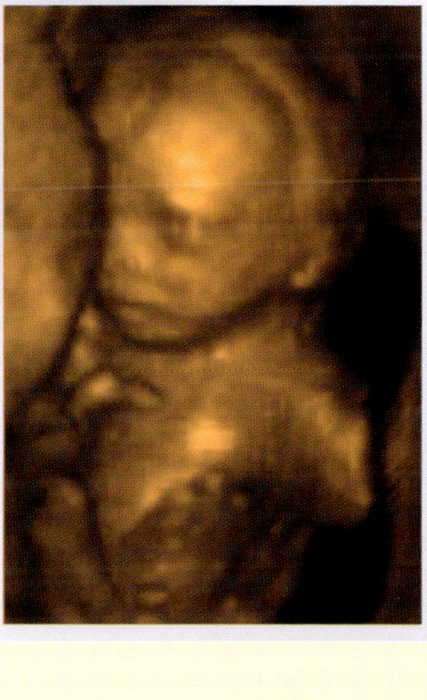

# Woche

**LEBENSALTER**
17 Wochen

**LÄNGE**
13 bis 15 cm
vom Scheitel bis zum Steiß

**GEWICHT**
200 Gramm

*Dieser Fötus hält den Daumen bereit, um daran zu lutschen, obwohl sich in dieser Reihe von Ultraschallaufnahmen nicht gezeigt hat, ob er ihn tatsächlich in den Mund steckt. Hier kann man auch das bei Föten häufig zu beobachtende Phänomen der sich berührenden Fußsohlen erkennen.*

Vernix caseosa, die Käseschmiere, ist eine dicke, fetthaltige Substanz, die von Drüsen in meiner Haut abgesondert wird und als eine wasserdichte Schutzschicht fungiert. Zum Schutz meiner Nerven wird jetzt die Myelinschicht gebildet. Sie isoliert die einzelnen Nerven und ermöglicht so den reibungslosen, schnellen Informationsaustausch, durch den ich koordinierte und geschickte Bewegungen ausführen kann. Insgesamt besitze ich jedoch noch vergleichsweise wenig Myelin. Erst einige Zeit nach meiner Geburt wird es vollständig vorhanden sein.

Mein Magen beginnt mit der Produktion von Magensäften, die mir dabei helfen, das Fruchtwasser zu absorbieren, sodass es durch meinen Kreislauf zirkulieren kann. Dann wird das Blut von meinen Nieren gefiltert und das Fruchtwasser wieder in die Fruchtblase ausgeschieden.

Langsam bilden sich Brustwarzen. Wenn ich ein Mädchen bin, haben meine Vagina, meine Gebärmutter und meine Eileiter bereits Form angenommen. Wenn ich ein Junge bin, sind meine Genitalien inzwischen deutlich zu erkennen.

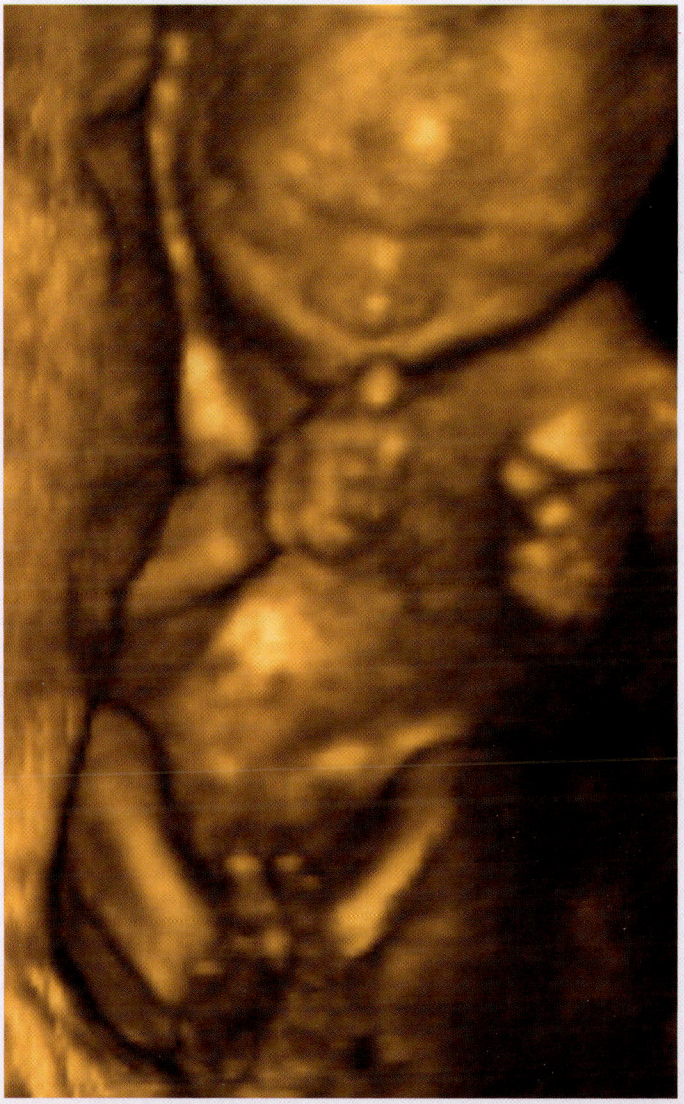

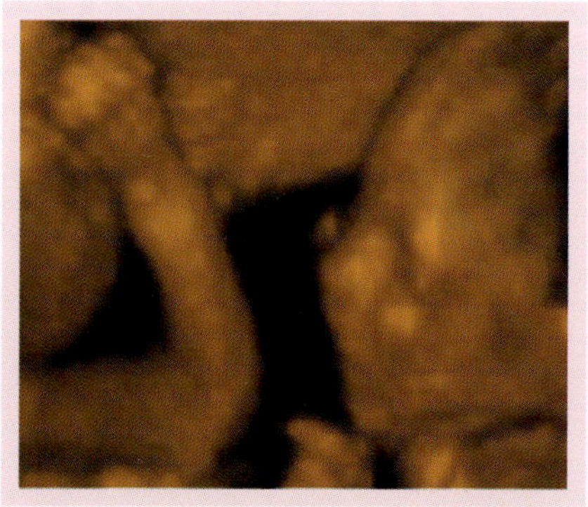

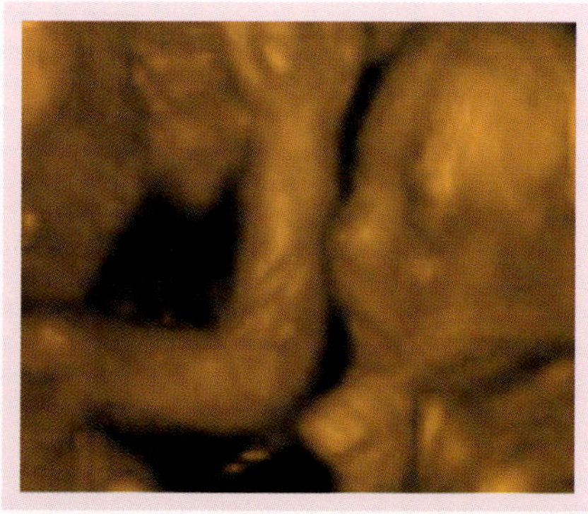

Die Enge der Gebärmutter fördert bei Zwillingen nicht nur die Kameradschaft – sie sind häufig sehr sensibel für die Bedürfnisse des anderen, stehen einander emotional nahe und trösten sich gegenseitig –, sondern auch die Konkurrenz um ausreichend Platz.

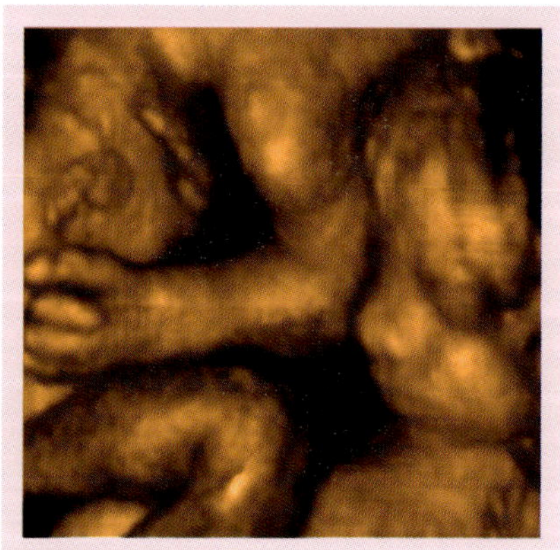

In der hier gezeigten Sequenz aus der 20. Schwangerschaftswoche sieht es so aus, als würde der eine Zwilling seinem Bruder eins verpassen.

Verhaltensstudien von Zwillingen haben gezeigt, dass der frühe Kontakt zwischen den Babys etwa in der zwölften Schwangerschaftswoche beginnt und aus einer Abfolge von Aktion und Reaktion besteht. Ein komplexeres Verhalten ist meist etwa ab der 14. Schwangerschaftswoche zu beobachten und äußert sich als ein enger, lang anhalten-

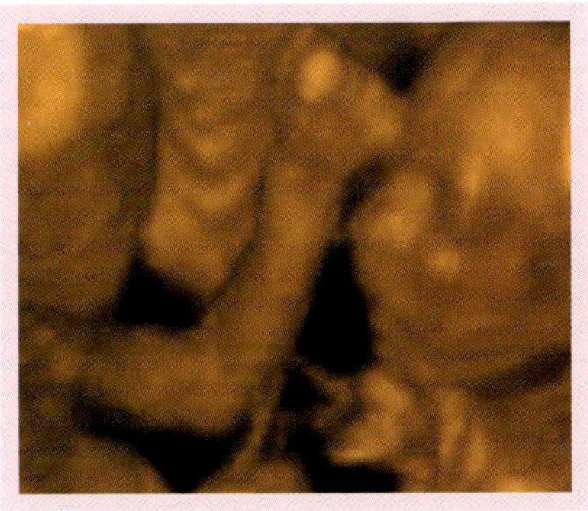

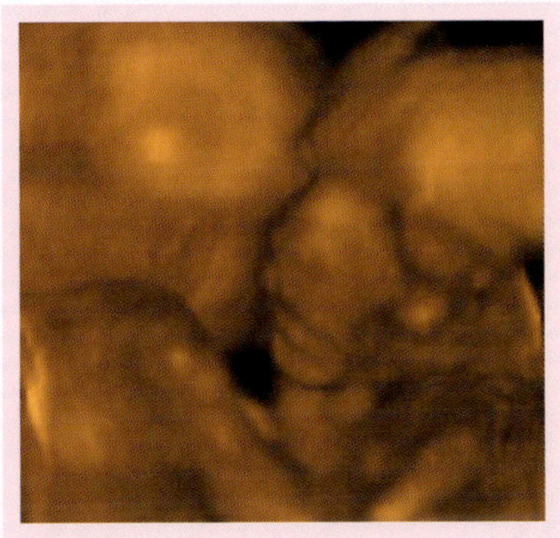

der Kontakt, an dem Beine, Arme, Münder und sogar der ganze Körper beteiligt sind. Interessanterweise treten solche »komplexen Kontakte« bei weiblichen Zwillingen früher auf. Komplexe Aktivitäten scheinen mit der Entwicklung des Nervensystems zusammenzuhängen. Die durchgeführten Studien legen auch die Vermutung nahe, dass die Aktivität selbst das Gehirnwachstum fördert. Da Zwillinge häufiger durch Berührungen stimuliert werden, schneiden sie nach der Geburt bei einigen Entwicklungstests oft besser ab.

»So wuchsen wir zusammen,
einer Doppelkirsche gleich.
Zum Schein getrennt,
doch in der Trennung eins.«

# 20 Woche

**LEBENSALTER**
18 Wochen

**LÄNGE**
14 bis 16 cm
vom Scheitel bis zum Steiß

**GEWICHT**
255 Gramm

Halbzeit! Jetzt ist die entscheidende Phase für die Entwicklung meiner Sinne – schmecken, riechen, hören, sehen und tasten. Die zuständigen Nervenzellen entwickeln sich in den entsprechenden Bereichen des Gehirns. Außerdem vermehren sich die komplexen Verbindungen, die für die Entwicklung der Denk- und Gedächtnisfunktionen notwendig sind.

Meine Haut wird allmählich dicker und hat jetzt vier Schichten. Eine dieser Schichten ist mit Hautfurchen versehen, aus denen die Oberflächenmuster der Fingerkuppen, der Handinnenflächen und der Fußsohlen entstehen. Meine äußere Fettschicht wird dicker. Man kann meinen Herzschlag mit einem Stethoskop abhören.

Wenn ich ein Mädchen bin, befinden sich bereits sechs Millionen Eier in meinen Eileitern, doch bis ich zur Welt komme, werden es nur noch etwa eine Million sein.

*Das Gesicht dieses Fötus ist bereits weiter ausgeformt. Die Nase wird länger und das Größenverhältnis des Kopfes zum Rest des Körpers ist ausgewogener.*

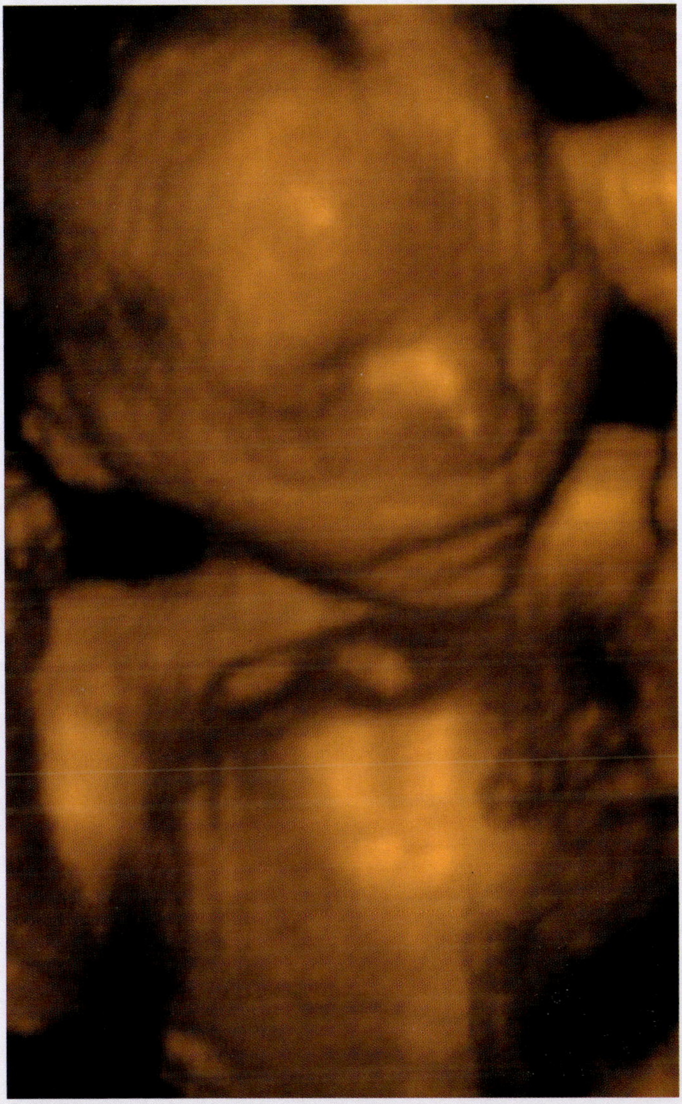

# 21. Woche

**LEBENSALTER**
19 Wochen

**LÄNGE**
16 cm
vom Scheitel bis zum Steiß

**GEWICHT**
300 Gramm

Ich nehme jetzt stetig zu. Das muss ich auch, damit ich nach meiner Geburt nicht friere. Ich schlucke viel Fruchtwasser – eine gute Übung für mein Verdauungssystem, das das Wasser absorbiert. Meine Nieren können zwar ein paar der Abfallprodukte ausscheiden, aber der Rest wird von der Plazenta in den Blutkreislauf meiner Mutter und dann über ihre Nieren nach draußen geleitet.

Auf meiner Zunge haben sich Geschmacksknospen gebildet, und auch mein Tastsinn wird immer besser, weil sich mein Gehirn und meine Nervenenden weiterentwickeln.

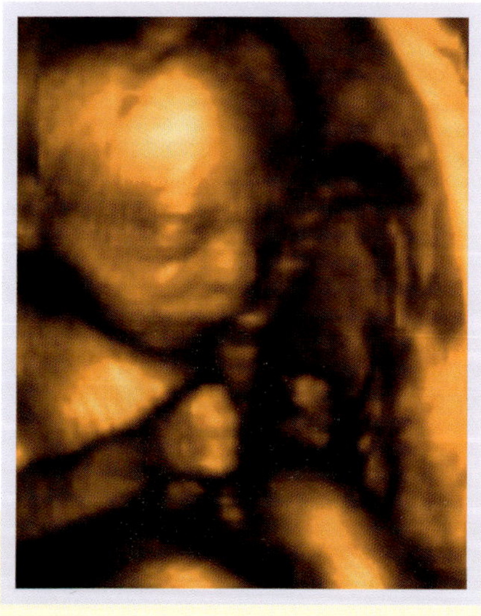

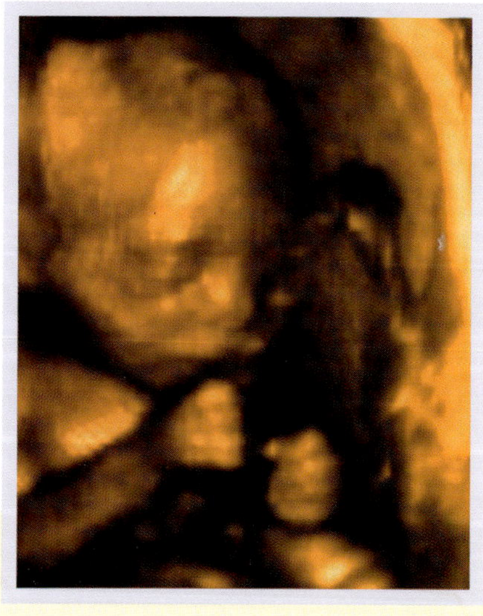

Auf dem Ultraschall kann man jetzt häufig beobachten, wie ich mir übers Gesicht streiche, am Daumen lutsche oder mit meiner Nabelschnur spiele.

**Kopfumfang**

Der Kopf des Fötus ist im Verhältnis zum Rest des Körpers lange Zeit größer. In der 13. Schwangerschaftswoche misst er etwa halb so viel wie die Scheitel-Steiß-Länge. In der 21. Woche beträgt die Größe des Kopfes ungefähr ein Drittel und bei der Geburt etwa ein Viertel der gesamten Körperlänge. Mit Nachlassen des Kopfwachstums beschleunigt sich das Wachstum des Körpers.

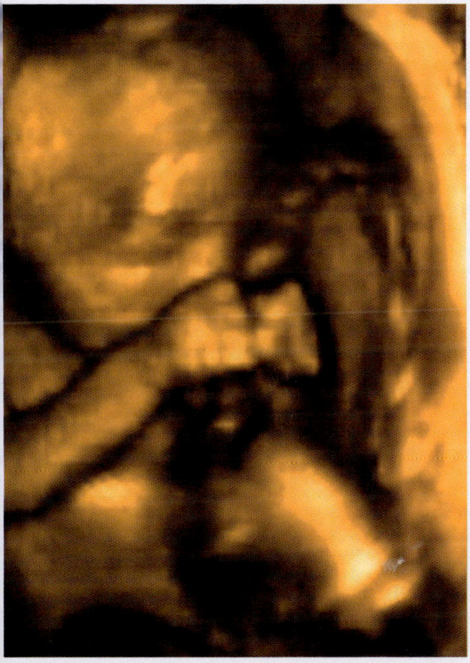

*Dieses Baby klammert sich zufrieden an seine Nabelschnur. Man kann deutlich sehen, wie sie aus der Plazenta hervortritt und einen Bogen nach unten beschreibt. Die Nabelschnur befindet sich meist vor dem Fötus. Das Kind in dieser Aufnahme führt seine Hände zusammen, um sie festzuhalten.*

# 22 Woche

**LEBENSALTER**
20 Wochen

**LÄNGE**
19 cm
vom Scheitel bis zum Steiß

**GEWICHT**
350 Gramm

Mein Gehirn wächst jetzt sehr schnell, besonders die so genannte »Germinal Matrix«, eine Zellschicht im Zentrum, die Gehirnzellen produziert.

Meine Haut ist röter und weniger transparent, aber runzlig und mit Lanugo-Behaarung bedeckt. Ich habe Schweißdrüsen entwickelt. Meine Fingernägel sind voll ausgebildet und wachsen weiter.

Wenn ich ein Junge bin, wandern meine Hoden jetzt aus dem Becken hinunter in den Hodensack, und es haben sich bereits primitive Spermien gebildet. Bei Mädchen höhlt sich jetzt die Vagina aus.

Ich bin häufiger wach und kann dann Gespräche, laute Geräusche und Musik hören. Manchmal wache ich sogar auf, wenn sich meine Mutter auf den Bauch klopft.

*Dieses Baby hat bereits ein ganz eigenes Aussehen. Sein Ohr ist sehr gut ausgeformt und auch sein Schlüsselbein ist deutlich zu erkennen.*

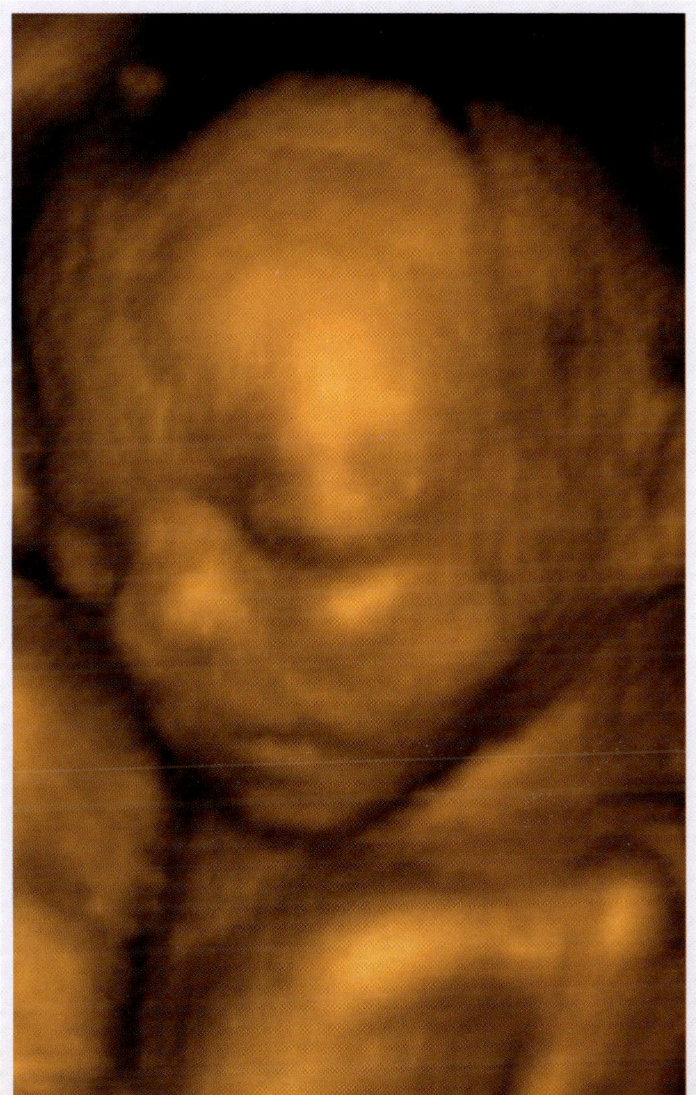

# 23 Woche

**LEBENSALTER**
21 Wochen

**LÄNGE**
20 cm
vom Scheitel bis zum Steiß

**GEWICHT**
455 Gramm

Mein Gesicht und mein Körper sehen immer mehr aus wie die eines Neugeborenen, aber unter der Haut kann man noch schwach meine Knochen und Organe erkennen. Meine Haut ist zwar nicht mehr so transparent, aber ziemlich runzlig, weil ich noch immer wenig Unterhautfett habe. Meine Lippen sind recht ausgeprägt, und unter dem Zahnfleisch sind Zahnknospen entstanden. Die feine Lanugo-Behaarung an meinem Körper nimmt eine dunklere Färbung an.

Inzwischen kann ich viel besser hören, weil die Knochen in meinem Innenohr ausgehärtet sind. Interessanterweise höre ich die tiefe Stimme meines Vaters besser als die höhere meiner Mutter.

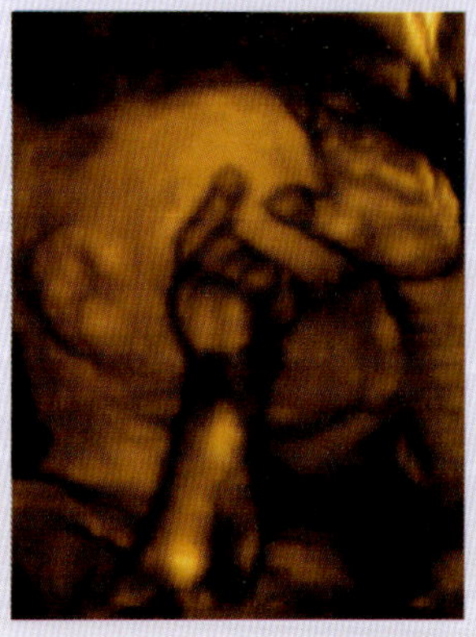

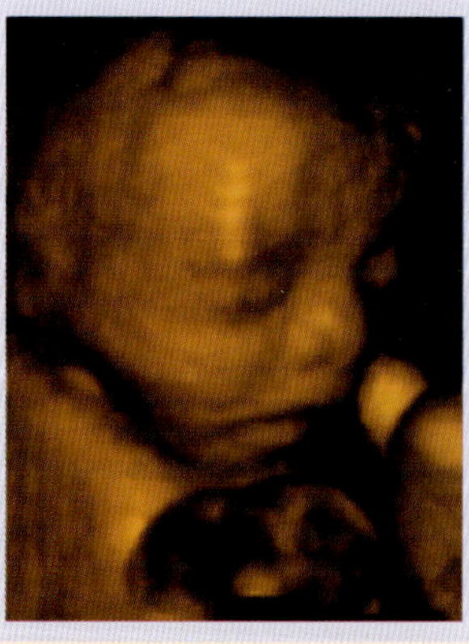

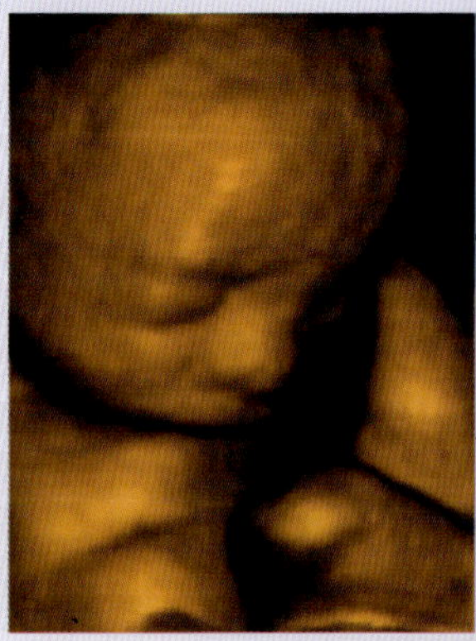

Meine Augen sind bis auf die Iris, der es noch an Pigmentierung fehlt, voll entwickelt.

Meine Bauchspeicheldrüse reift weiter aus und versorgt mich mit Insulin, einem wichtigen Hormon für die Bildung von Fett im Gewebe.

**Hören**

Die Gebärmutter ist keineswegs ein stiller Ort. Ein Baby ist dort allen möglichen Geräuschen ausgesetzt, die durch die Stimme, die Organe und den Kreislauf seiner Mutter entstehen; es hört, wenn sie aufstößt, einen Schluckauf hat oder niest. Und es kann Geräusche von außen wahrnehmen. Ab der 26. Schwangerschaftswoche hören Babys stets zu, wenn sie wach sind. Sie reagieren mit dem Stellreflex, bei dem sie ruckartig Arme und Beine zur Seite ausstrecken. Schon im Uterus erkennt das Baby die Stimme seiner Mutter mit ihren individuellen Eigenschaften, Tönen und Rhythmen und kann daher auch Sprache von anderen Geräuschen unterscheiden.

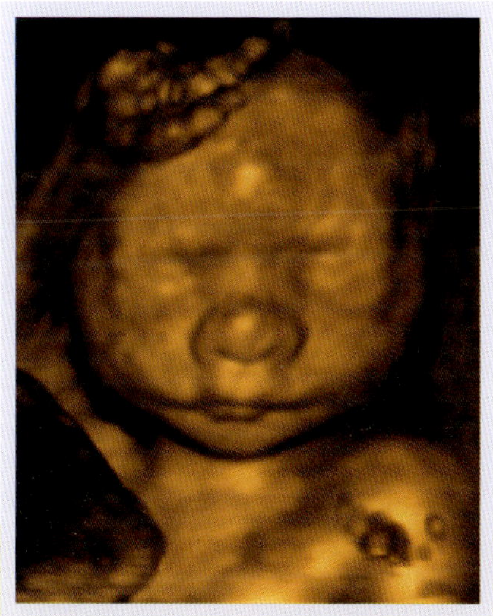

*Dieses Baby demonstriert das sehr aktive Leben im zweiten Trimester. Es kann die Finger beugen und strecken, die Knie anziehen und sich mit den Händen über den Kopf streichen.*

# 24 Woche

**LEBENSALTER**
22 Wochen

**LÄNGE**
21 cm
vom Scheitel bis zum Steiß

**GEWICHT**
540 Gramm

Dies ist eine entscheidende Woche, denn mit fachmännischer Hilfe kann ich jetzt außerhalb der Gebärmutter überleben. Ich bin aber noch immer sehr dünn, und auch wenn ich Atemübungen mache, indem ich Fruchtwasser schlucke, ist meine Lunge noch unfertig. Aus Röhren in der Lunge entwickeln sich Atemwege, Blutgefäße und Lungenbläschen. Da es in der Gebärmutter natürlich keine Luft gibt, sind die Lungenbläschen abgeflacht; sie blähen sich selbst durch das Fruchtwasser nicht auf. Außerdem bildet sich eine oberflächenaktive Substanz, eine Art Schmiermittel, die verhindert, dass die Lungenbläschen aneinander kleben, und dafür sorgt, dass sich meine Lunge ausdehnt, wenn ich in einigen Wochen geboren werde.

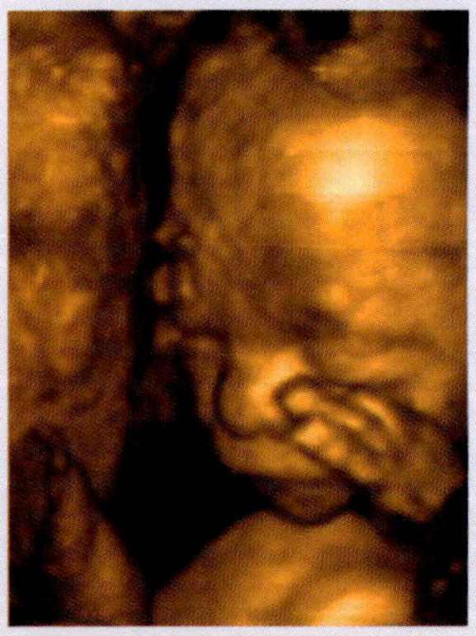
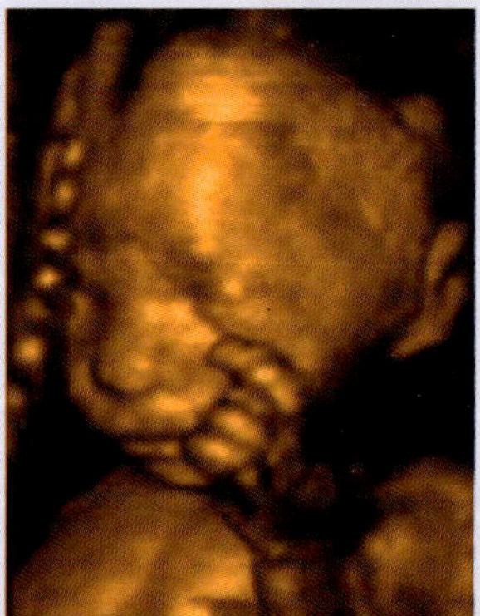
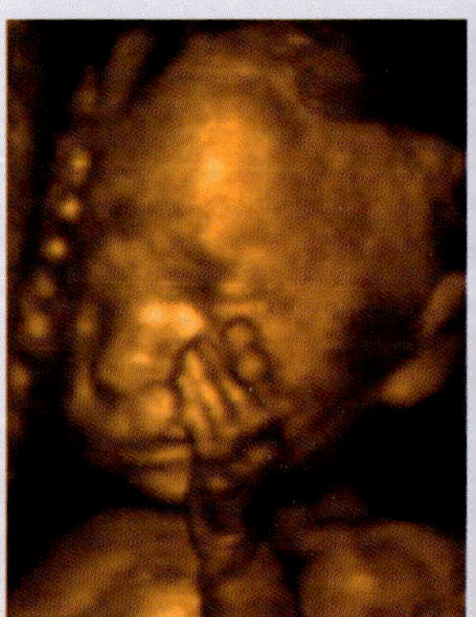

Mein Gesicht wird allmählich runder, und Augenbrauen und Wimpern sind wohlgeformt. Der Kopf ist im Verhältnis zum Torso zwar noch immer größer, aber der Rest meines Körpers wächst weiter. Ich baue zwar Fett auf, aber meine Haut bleibt rot und runzlig; an Händen und Füßen ist sie dicker als am übrigen Körper.

Zu diesem Zeitpunkt ist mein Gehör bereits sehr gut entwickelt. Ich kann die Stimme meiner Mutter hören, ihren Herzschlag und ihr Magenknurren!

**Vernix caseosa**

Diese dicke, auch Käseschmiere genannte, weiße, fetthaltige Substanz wird in den Talgdrüsen produziert, die sich im letzten Trimester der Schwangerschaft entwickeln. Sie verhindert, dass sich die Haut des Kindes voll Wasser saugt. Frühgeburten sind mit sehr viel Käseschmiere bedeckt, während bei überfälligen Babys so gut wie nichts mehr davon vorhanden ist. In einigen Krankenhäusern wird die Käseschmiere nach der Geburt abgewaschen, während man sie in anderen zum Schutz auf der Haut des Kindes belässt, bis sie nach ein paar Tagen von selbst verschwindet.

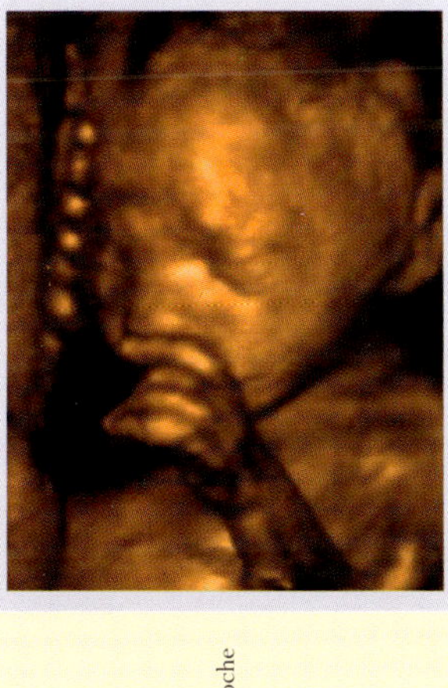

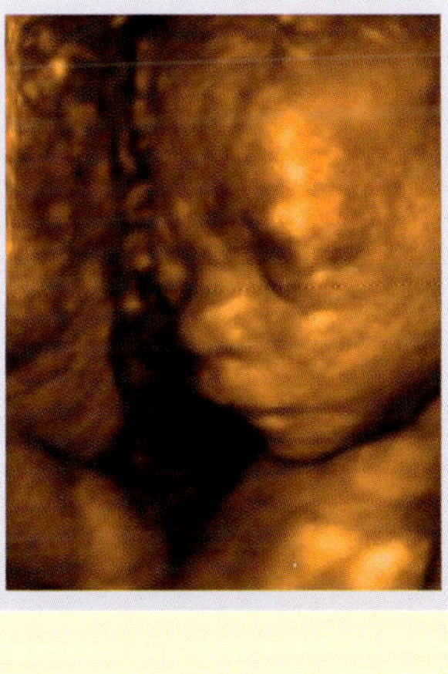

*Dieser süße kleine Kerl ist sehr aktiv. Er reibt sich das Auge, kratzt sich und hält sich dann die Wange und fasst sich an die Nase. Am Ende scheint er ein wenig müde zu sein. Man beachte die Nabelschnur über seinem rechten Auge*

# 3. Trimester

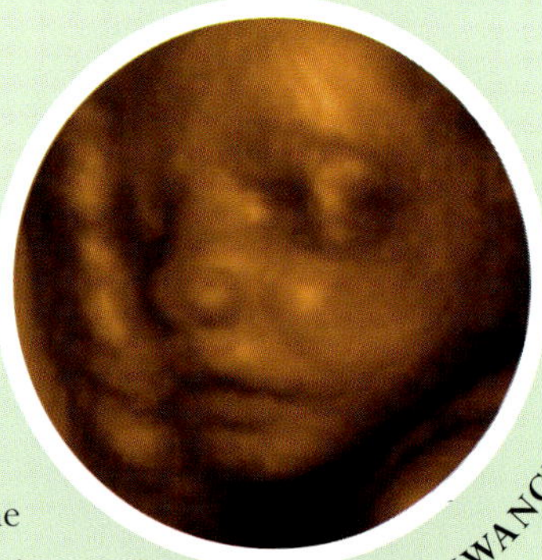

25. SCHWANGERSCHAFTSWOCHE

Im dritten Trimester (25. bis 40. Schwangerschaftswoche) nimmt das Baby an Gewicht zu und perfektioniert die Verhaltensmuster – Saugen, Schlucken, Greifen und Gähnen –, die es auf das Leben außerhalb des Mutterleibs vorbereiten. In dieser Zeit verdreifacht sich das Gewicht des Kindes und seine Länge verdoppelt sich. Während es beim Wachstum in den ersten beiden Trimestern hauptsächlich um Zellteilung ging, findet es jetzt vorwiegend durch Zellvergrößerung statt. Das Baby legt Fettvorräte an, um seine Körpertemperatur zu halten, bildet Protein, um Muskeln und anderes Gewebe aufzubauen, Kalzium für die Entwicklung der Knochen sowie wichtige Nährstoffe für die Versorgung seines Organismus.

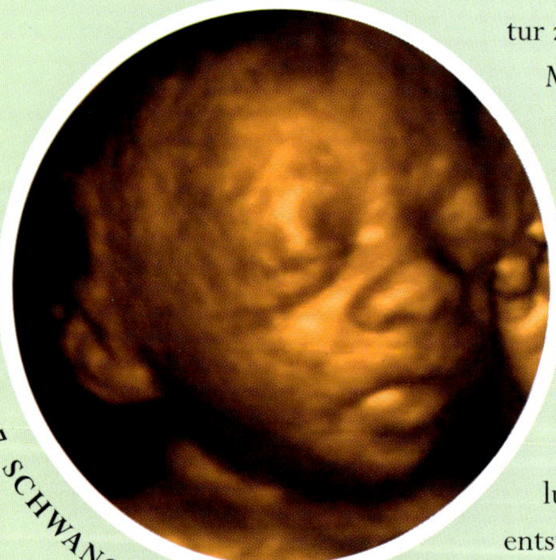

27. SCHWANGERSCHAFTSWOCHE

Neben der drastischen Gewichtszunahme findet auch eine rasante Entwicklung des Gehirns statt. Ständig entstehen neue Zellen und Zellverbindungen. Das Zellwachstum ist zum großen Teil auf die Ablagerung von Myelin zurückzuführen, eine Substanz, die die Nerven umhüllt und so für eine schnellere Übermittlung der Signale sorgt.

Mit Erreichen der 38. Lebenswoche gilt ein Baby als voll ausgetragen, obwohl die meisten bereits ab der 36. Woche nur noch geringe medizinische Unterstützung brauchen, um zu überleben. Vor der 34. Woche geborene Babys hingegen sind meist nicht alleine lebensfähig, denn die Lunge ist erst gegen Ende des dritten Trimesters vollständig ausgebildet. Die Alveolen (die zukünftigen Lungenbläschen) dehnen sich erst nach der Geburt aus, aber ihre Oberflächenspannung verringert sich im Verlauf der Schwangerschaft, sodass es unmittelbar nach der Geburt zur Ausdehnung der Lunge kommt.

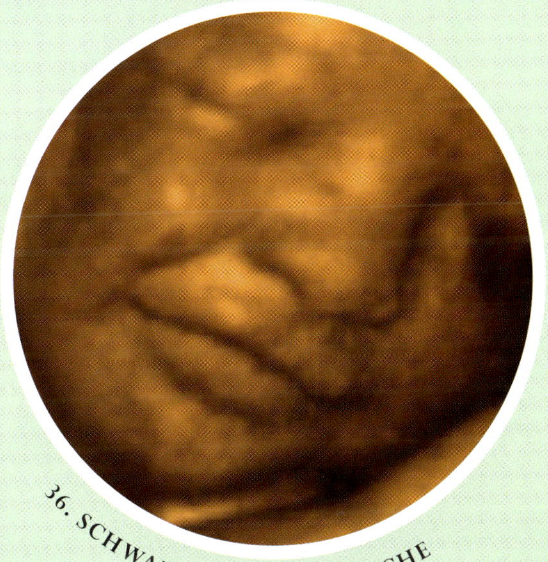

36. SCHWANGERSCHAFTSWOCHE

# 25 Woche

**LEBENSALTER**
23 Wochen

**LÄNGE**
22 cm
vom Scheitel bis zum Steiß

**GEWICHT**
700 Gramm

Meine Haut ist zwar noch immer dünn und mein Körper mager, aber ich bin schon viel besser proportioniert. In meiner Lunge entwickeln sich weiterhin Blutgefäße, und allmählich öffnen sich meine Nasenlöcher.

Ganz oben in meinem Zahnfleisch entstehen die Knospen für meine zweiten Zähne. Sie werden erst wachsen, wenn ich ungefähr sechs Jahre alt bin und meine Milchzähne ausgefallen sind. Die Nerven rund um meinen Mund und meine Lippen

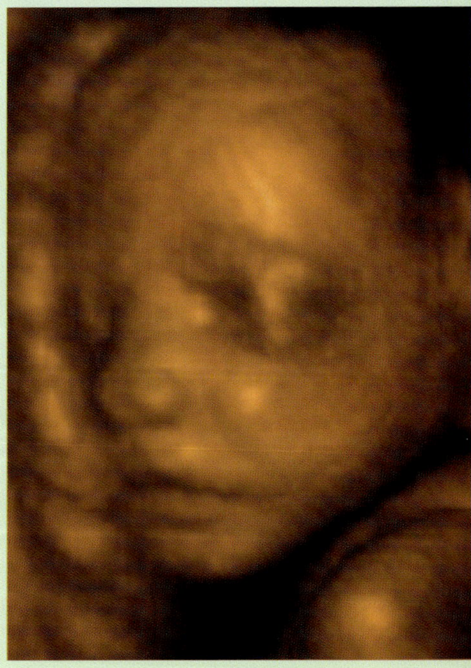

*Dieser Fötus zeigt für ein Baby typische Merkmale. Die Proportionen seines Gesichts sind die eines ausgereiften Babys, und er benutzt seine Nabelschnur als Kopfkissen.*

sind inzwischen viel empfindlicher – wahrscheinlich, damit ich nach der Geburt die Brustwarzen meiner Mutter finden und trinken kann.

Die meisten meiner lebenswichtigen Organe sind gut entwickelt – bis auf meine Lunge. Bei Mädchen ist die Vagina inzwischen zu einer hohlen Röhre geworden.

Meine Nabelschnur ist dick und widerstandsfähig; sie ist meine wichtigste Lebensader.

**Die Nabelschnur**

Dabei handelt es sich um eine feste, schützende, gallertartige Schnur, die zwei ineinander verschlungene Arterien und eine Vene enthält. Durch sie zirkuliert das Blut und sorgt dafür, dass sie gedehnt bleibt und sich nicht verknotet oder verdreht. Daher ist es sehr unwahrscheinlich, dass sie verstopft, selbst wenn sie sich um den Hals des Babys schlingt oder der Fötus sie zusammendrückt bzw. daran zieht. Die Nabelschnur ist nichts anderes als die Lebensader des Kindes, denn sie liefert ihm Sauerstoff und Nährstoffe, die über den Blutkreislauf der Mutter durch die Plazenta zu ihm gelangen. Föten umklammern ihre Nabelschnur häufig (siehe 21. Schwangerschaftswoche) – vielleicht, weil sie ihnen Trost spendet. Die Schnur wächst im Laufe der Schwangerschaft auf eine Länge von 60 cm und ermöglicht es dem Baby so, sich frei in der Gebärmutter zu bewegen.

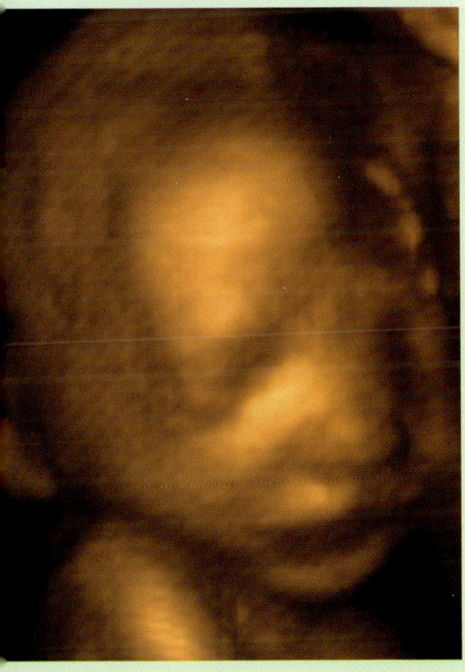

Es verwundert nicht, dass Babys im Mutterleib am Daumen lutschen, denn damit üben sie bereits das Saugen, eine der wichtigsten Überlebensfähigkeiten nach der Geburt. Doch auf diese Art bereiten sie sich nicht nur darauf vor, gestillt zu werden, sondern auch, die Welt durch Tasten zu erforschen.

Während seiner Entwicklung ist der Mund des Kindes mit seinen zahlreichen Nervenenden ein wesentlich empfindlicheres Organ als seine Hände. Wenn es an seinen Fingern saugt, lernt es daher auch, wie sich seine Haut anfühlt und welche Größe und Form seine Finger haben.

Das Daumenlutschen wird schon sehr früh im Mutterleib geübt; man hat Föten beobachtet, die bereits mit elf Wochen den Daumen in den Mund steckten. Ältere Babys (siehe 37. Schwangerschaftswoche) saugen an jedem Körperteil, das in die Nähe ihres Mundes kommt.

Die meisten Föten lutschen am Daumen, so auch dieses 26 Wochen alte Kind auf der gegenüberliegenden Seite. Zuerst erfühlt es die Spitze des Daumens mit den Lippen und steckt ihn dann in den Mund. Der 34 Wochen alte Fötus auf den Fotos links daneben saugt an seinen kleineren Zehen, aber da sie ihm nicht recht zu gefallen scheinen, ist er dazu übergegangen, es mit einem größeren Zeh zu versuchen.

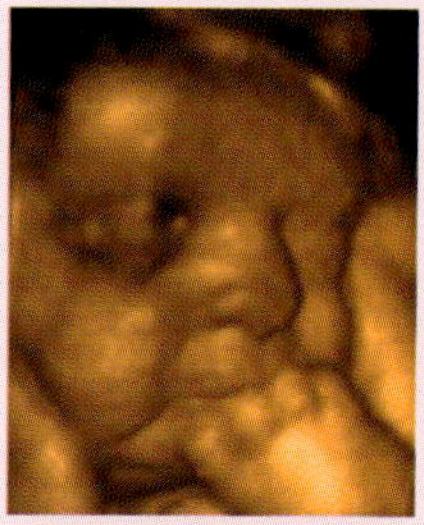

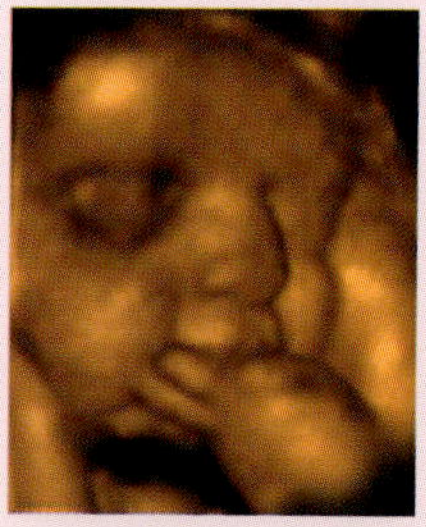

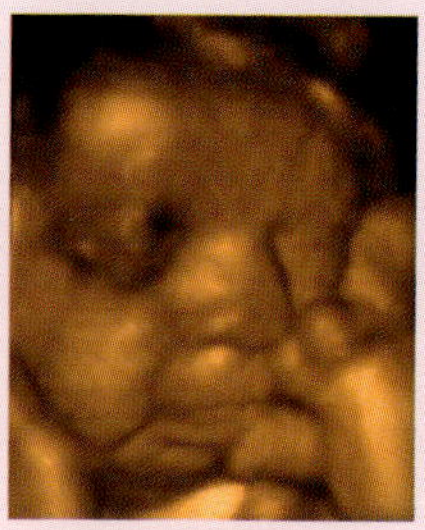

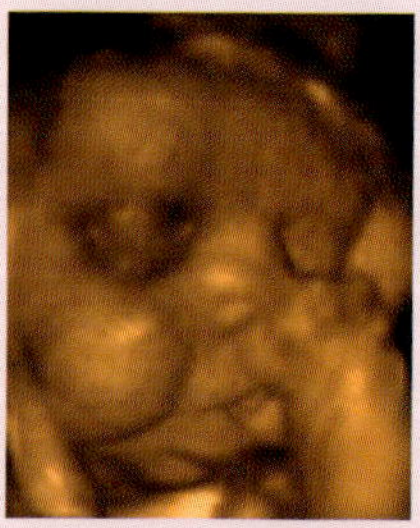

»Oh, alles für ein Leben der Empfindungen statt der Gedanken!«

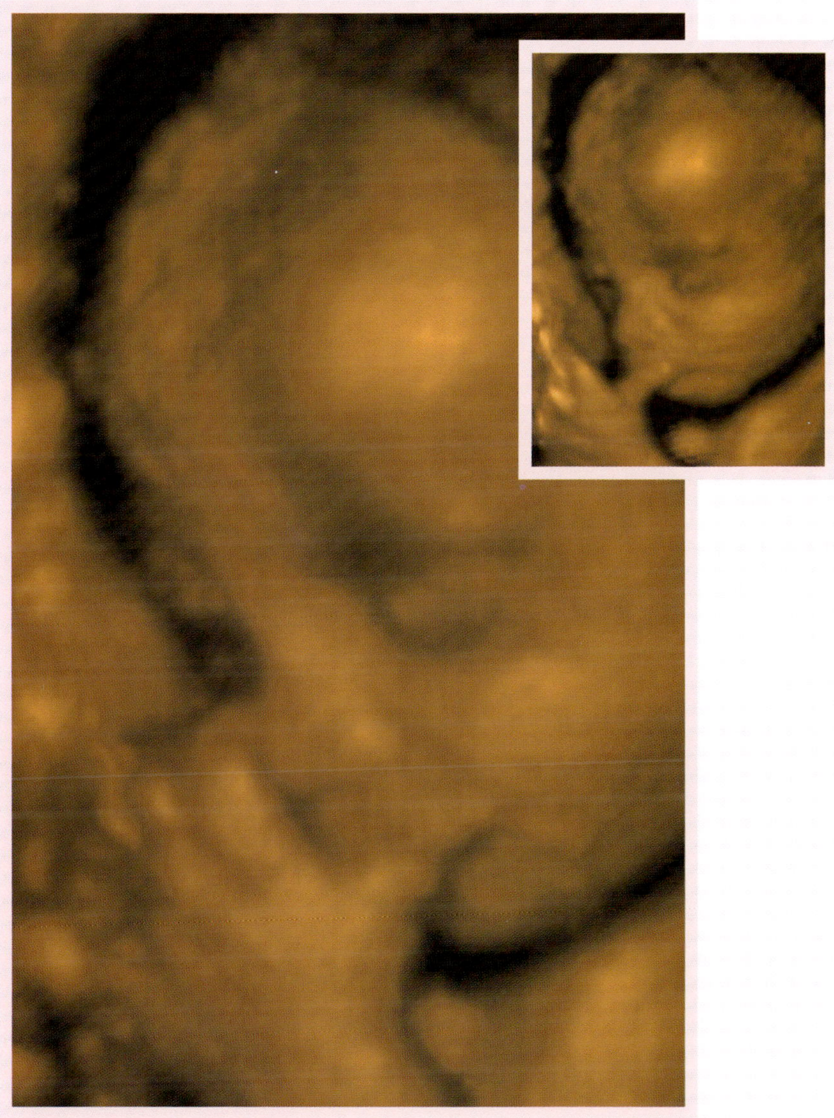

# 26 Woche

**LEBENSALTER**
24 Wochen

**LÄNGE**
23 cm
vom Scheitel bis zum Steiß

**GEWICHT**
910 Gramm

Meine Lunge entwickelt sich weiter, und da ich noch etwas wachsen muss, wird es in der Gebärmutter immer enger.

Mein Rückgrat wird stärker und beweglicher, um meinen wachsenden Körper zu stützen. Ich kann meine Füße festhalten und die Finger zur Faust ballen. Alle meine Fingernägel sind vorhanden, und ich habe Augenbrauen und Wimpern. Außerdem mache ich Atembewegungen, obwohl in meiner Lunge keine Luft ist. Diese Bewegungen unterstützen die Entwicklung meiner Lunge, damit sie sich bei der Geburt ausdehnen kann.

Wenn ich ein Junge bin, hat sich die Zahl der Zellen in meinen Hoden, die das Testosteron produzieren, inzwischen erhöht.

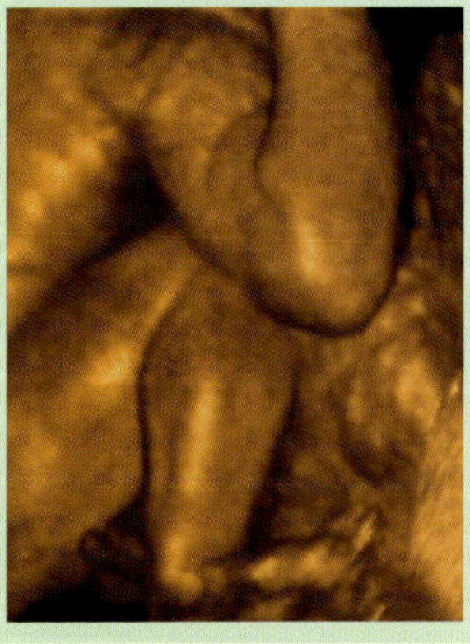

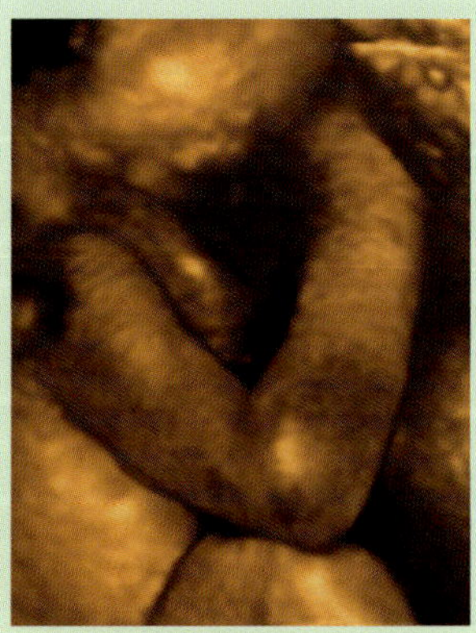

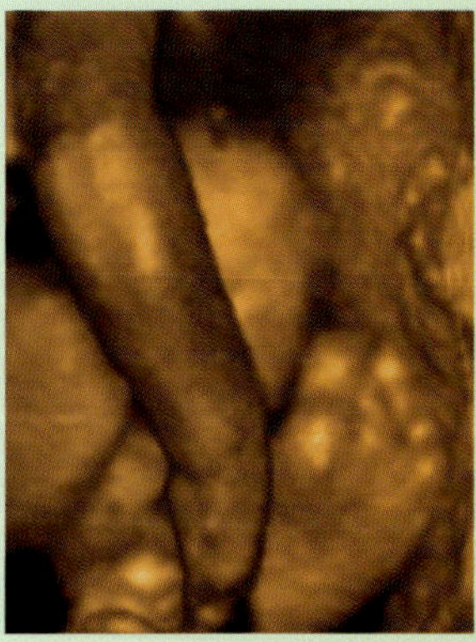

Auch wenn nur eine spezielle Untersuchung Aufschluss über die Reaktionen meines Gehirns geben kann, reagiere ich auf Berührungen und Geräusche. Mein Puls wird schneller, wenn ich etwas höre, und ich kann mich sogar im Rhythmus zur Musik bewegen. Wenn mein Vater den Kopf auf den Bauch meiner Mutter legt, kann er meinen Herzschlag hören.

**Reaktion**

In diesem und anderen Büchern ist die Rede von Föten, die reagieren, und werdende Eltern möchten vielleicht gerne wissen, was damit gemeint ist. Wissenschaftler messen Reaktionen anhand folgender Kriterien: eine Beschleunigung oder Verlangsamung des Herzschlags; Bewegungsmuster wie Tritte, das Ausstrecken von Armen und Beinen sowie die schnelle Augenbewegung in der REM-Phase.

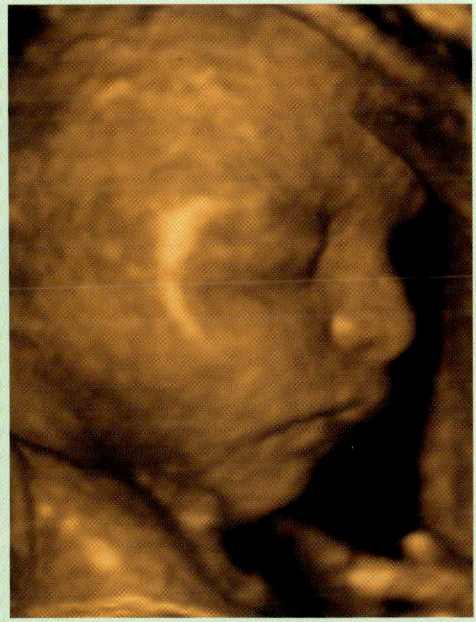

*Eine Ultraschalluntersuchung in der 26. Schwangerschaftswoche ist eine Erfahrung, bei der eine wirkliche Verbindung entsteht. Bei diesem Baby kann man gut Ellbogen und Knie, die Hand unter dem Fuß sowie die beweglichen Finger erkennen. Außerdem zeigt es ein sehr schönes Profil.*

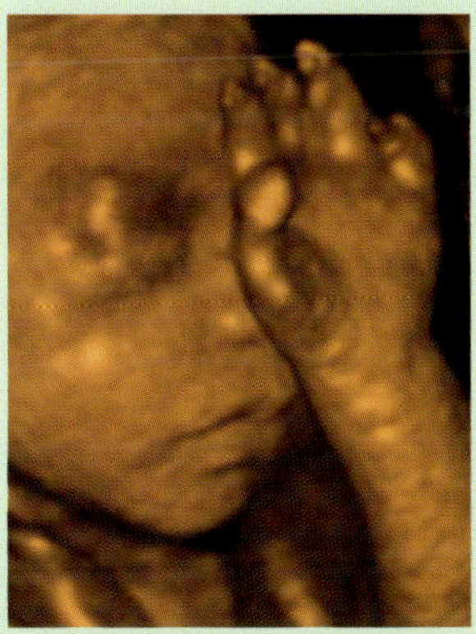

# 27 Woche

**LEBENSALTER**
25 Wochen

**LÄNGE**
24 cm vom Scheitel
bis zum Steiß und 38 cm mit
ausgestreckten Beinen

**GEWICHT**
1 Kilogramm

Die lange Entwicklung meiner Augen ist jetzt abgeschlossen, da sich in ihrem hinteren Teil die letzten Schichten der Retina gebildet haben. Ich kann nun auch für einige Zeit meine Augenlider öffnen, die bisher zusammengewachsen waren. Außerdem sind meine Wimpern voll ausgewachsen; sie schützen meine empfindlichen Augäpfel sowohl jetzt als auch nach der Geburt vor Fremdkörpern.

Da sich unter meiner Haut immer mehr Fett einlagert, werde ich jetzt rundlicher und pummeliger. Meine Lunge wächst weiter und auf meiner Zunge sowie an den Innenseiten meiner Wangen befinden sich funktionstüchtige Geschmacksknospen.

### Augenfarbe

Die meisten Babys werden mit dunkelblauen Augen geboren. Die Pigmentierung der Augen bildet sich erst heraus, wenn sie dem Licht ausgesetzt werden, und die eigentliche Augenfarbe ist erst Wochen oder sogar Monate nach der Geburt erkennbar. Nur dunkelhäutige Babys haben bei der Geburt meist dunkelgraue oder braune Augen; die Farbe verwandelt sich erst nach den ersten sechs bis zwölf Monaten in ein richtiges Braun oder Schwarz.

*Dieses Baby hat ein ausgereiftes Gesicht mit erkennbaren Zügen. Man sieht ein Stück der Nabelschnur, die gegen seine Brust drückt.*

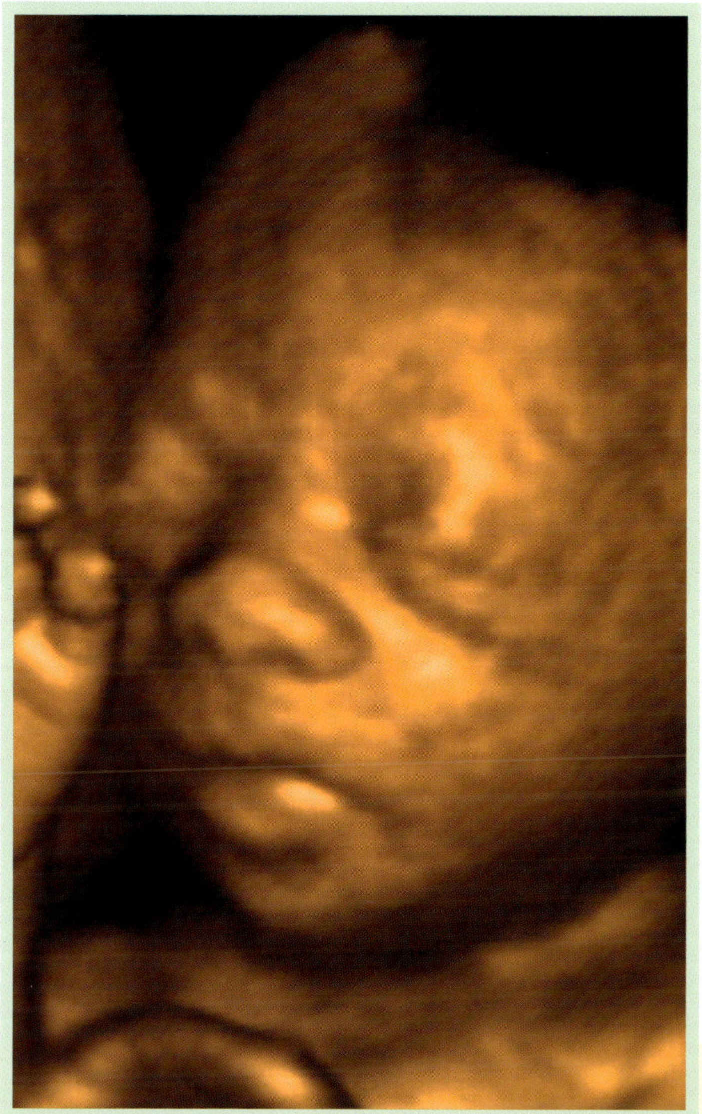

27. Woche

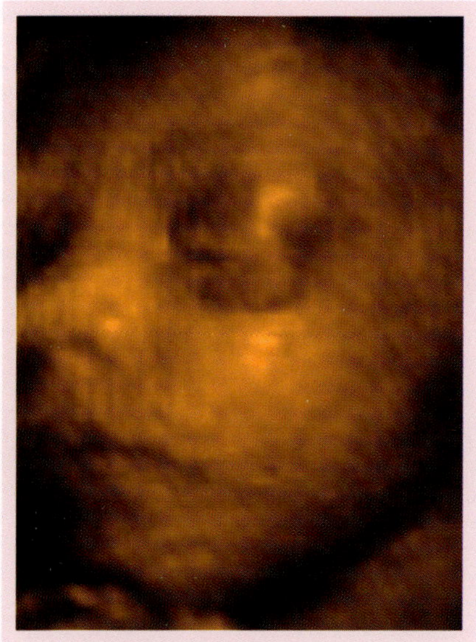

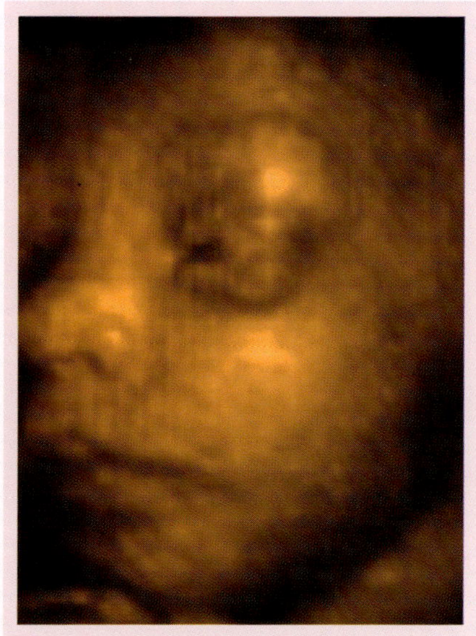

*Dieser 27 Wochen alte Fötus öffnet und schließt seine Augenlider über einen Zeitraum von zwei Sekunden.*

»War's ein Gesicht – ein Spuk?…

In vielen Büchern über die fetale Entwicklung wird zwar behauptet, ungeborene Babys könnten nicht blinzeln, aber Ultraschallaufnahmen zeigen, dass sie ihre Augenlider tatsächlich öffnen und schließen.

Während sich die Augen des Babys entwickeln, bleiben seine Lider geschlossen, damit sich die Retina bilden kann. Etwa in der 24. Schwangerschaftswoche ist diese Entwicklung abgeschlossen, und trotz der Dunkelheit im Mutterleib sind die Augen des Babys jetzt zeitweise geöffnet. In der 33. Schwangerschaftswoche verengen und erweitern sich seine Pupillen, sodass es verschwommene Formen erkennen kann.

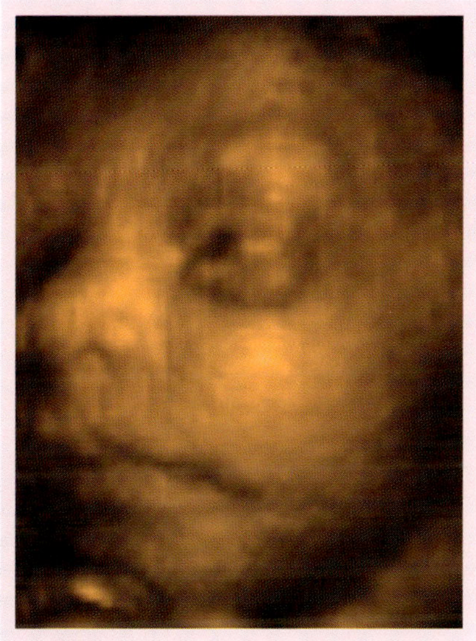

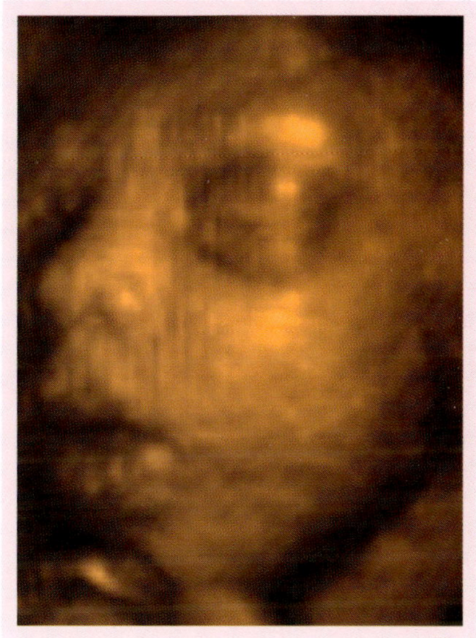

Indem es übt, die Lider zu öffnen und zu schließen, perfektioniert das Baby den Blinzelreflex. Dieser Reflex schützt seine Augen nach der Geburt vor Fremdkörpern, schirmt seine zarte Hornhaut vor schädlichem Licht ab und hält sie feucht. Ein Neugeborenes schließt automatisch die Augen, wenn etwas seinen Nasenrücken berührt, wenn es von grellem Licht oder lauten Geräuschen erschreckt wird, und sogar, wenn es einen Lufthauch auf seinem Gesicht spürt.

Viele Reflexe, mit denen das Baby geboren wird, verschwinden mit der Zeit wieder, aber der Blinzelreflex bleibt dem Menschen ein Leben lang erhalten.

Ich weiß nicht: Schlaf ich, schlaf ich – lieg ich wach?«

# 28 Woche

**LEBENSALTER**
26 Wochen

**LÄNGE**
25 cm
vom Scheitel bis zum Steiß

**GEWICHT**
1,1 Kilogramm

Ich habe jetzt etwa ein Drittel meines geschätzten Geburtsgewichts erreicht, und obwohl es mir, wenn ich jetzt zur Welt käme, sehr schwer fallen würde, ohne fremde Hilfe zu atmen, kann meine Lunge Luft einatmen. Ich habe Phasen, in denen ich regelmäßige Atembewegungen mache, aber die Flüssigkeit dringt nur in die Hauptluftwege (die Bronchien) ein und nicht in die Lunge. Die Bewegung der Flüssigkeit unterstützt möglicherweise die

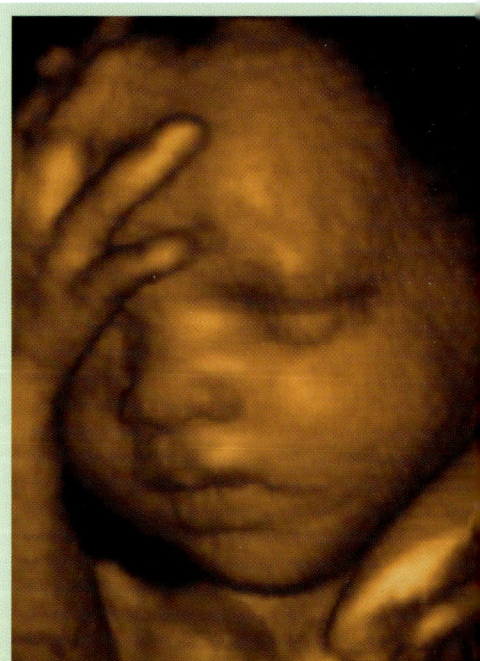

**Sprich mit mir**

In dieser Phase der Schwangerschaft hören Babys gerne die Stimmen ihrer Eltern. Sie sollten also von Zeit zu Zeit mit Ihrem Kind sprechen oder ihm ein Schlaflied vorsingen, um in Kontakt zu bleiben.

Entwicklung der Alveolen (der zukünftigen Lungenbläschen). Manchmal habe ich einen Schluckauf, den meine Mutter als kurze, ruckartige Bewegungen spürt.

Meine Haut ist rot und inzwischen vollständig mit Käseschmiere bedeckt, einer fetthaltigen Schutzschicht. Unter meiner Haut sammelt sich Babyspeck, und meine Muskeln sind schon sehr gut ausgebildet. Auf meiner Kopfhaut wachsen jetzt Haare, besonders am Hinterkopf. Inzwischen sind auch alle Nervenverbindungen zu meinen Ohren hergestellt, und ich kann mehr hören, was mir sehr gut gefällt. Außerdem lutsche ich gerne an Daumen und Fingern.

Bei Jungen sind die Hoden schon fast ganz in den Hodensack hinunter gewandert. Mädchen haben noch sehr kleine Schamlippen, die die Klitoris noch nicht vollständig bedecken. Die Schamlippen wachsen erst in den letzten Wochen der Schwangerschaft dichter zusammen.

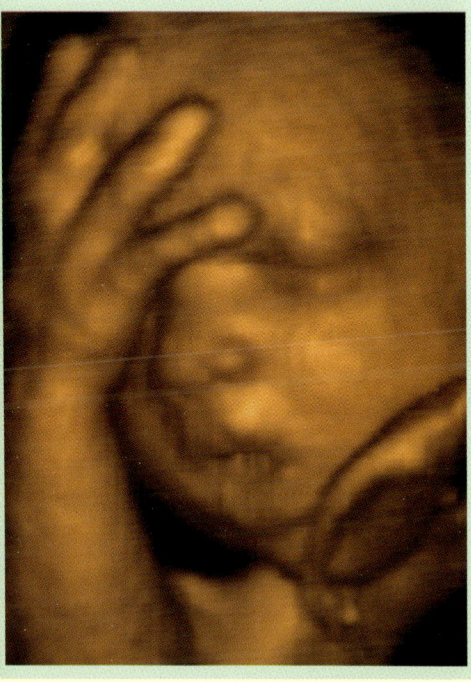

*Die Ansammlung von Fett hat bei diesem Fötus zu Pausbacken und vollen Lippen geführt. Das Fett lässt auch die Hautfalten an Fingern und Handflächen deutlicher hervortreten. Es ist ganz normal, dass Föten über längere Zeit die Hände an die Stirn legen.*

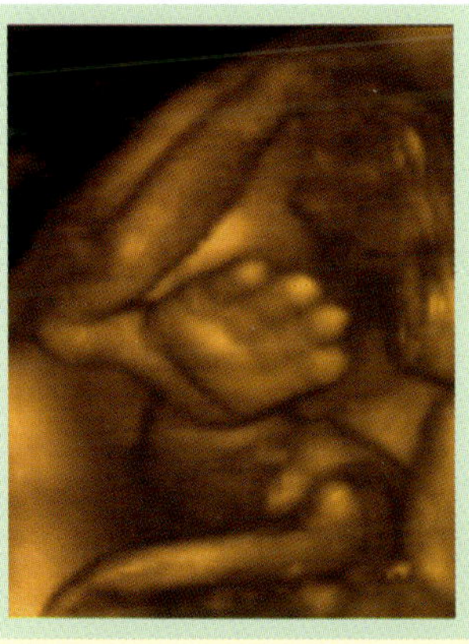

# 29 Woche

**LEBENSALTER**
27 Wochen

**LÄNGE**
26 cm vom Scheitel bis zum Steiß; fast 43 cm mit ausgestreckten Beinen

**GEWICHT**
1,25 Kilogramm

Es wird immer enger im Mutterleib, und ich kann mich nicht mehr so frei bewegen wie vorher. Aber es gelingt mir noch immer, mich zu beugen und zu strecken, meine Arme und Beine auszustrecken und gelegentlich zu treten. Normalerweise spürt meine Mutter im Laufe eines Vormittags mehr als zehn deutliche Tritte. Da ich weiter an Gewicht zunehme, wird das Verhältnis meines Kopfes zum Rest meines Körpers immer ausgewogener.

Aber das Beste ist die enorme Entwicklung meines Gehirns. Es wächst sehr schnell, und die weichen Knochen meines Schädels können sich leicht ausdehnen, um ihm Platz zu bieten. Die Oberfläche meines Gehirns wird durch die Bildung von

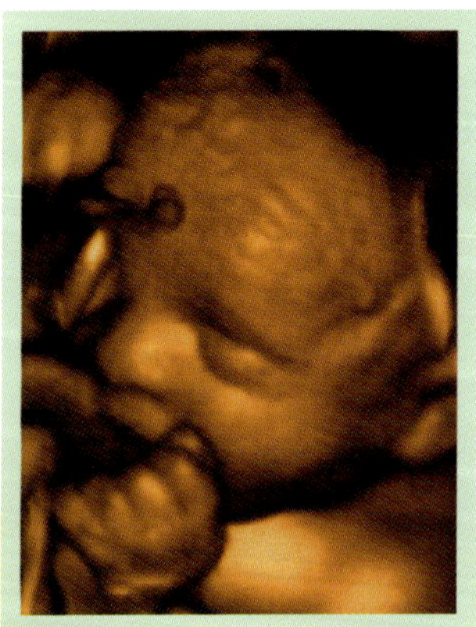

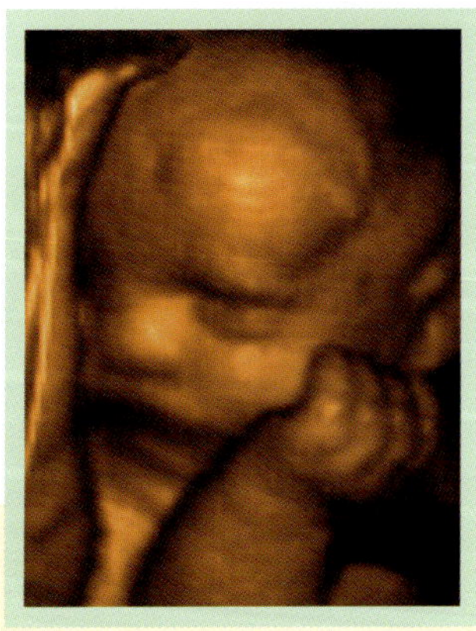

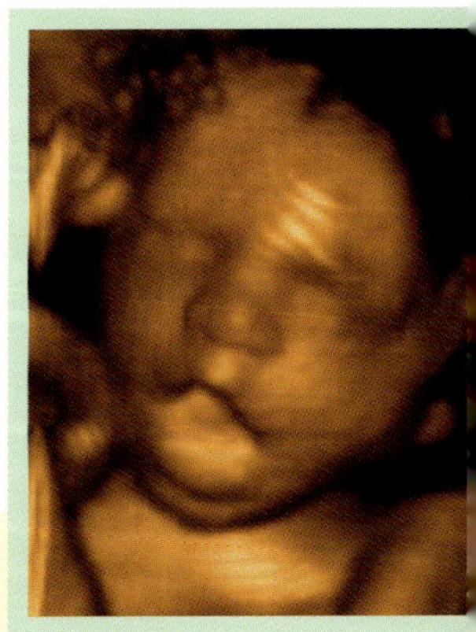

Windungen und Furchen immer unregelmäßiger. Diese werden *Gyri* und *Sulci* genannt und sind das Ergebnis von Verbindungen, die zwischen meinen Nervenzellen aufgebaut werden. Mein Gehirn ist sehr leistungsstark. Es kann meine Atmung und meine Körpertemperatur kontrollieren, aber ich wäre noch immer auf einen Brutkasten angewiesen, wenn ich jetzt geboren würde.

Meine Sinne sind schärfer geworden. Meine Augen sind jetzt lichtempfindlicher, und ich kann verschiedene Geräusche, Geschmacksrichtungen und Gerüche besser wahrnehmen. Die Haare auf meinem Kopf sind weiter gewachsen.

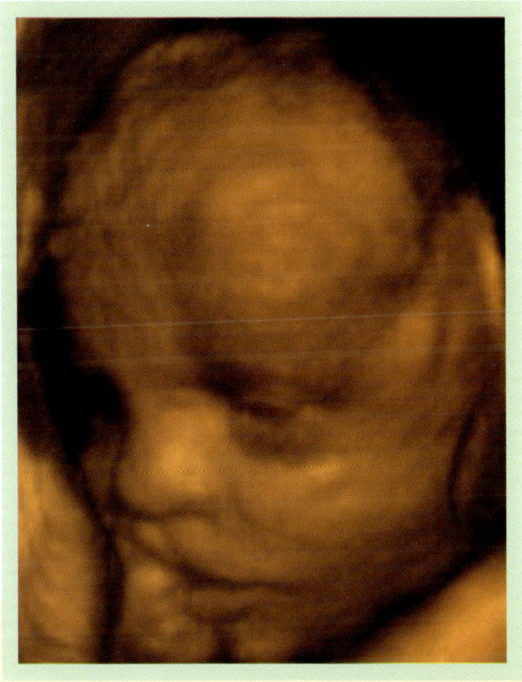

*Auch wenn es in der Gebärmutter allmählich eng wird, kann sich dieser Fötus noch immer sehr gut bewegen. Im dritten Bild sieht man, wie er die Zunge herausstreckt. Die Schädelknochen dehnen sich aus, um dem wachsenden Gehirn Raum zu bieten. Die Augen haben sich für einen Moment geöffnet. Bei den meisten Babys bleiben die Augen zwischen dem Bruchteil einer Sekunde und zwei Sekunden geöffnet.*

# 30 Woche

**LEBENSALTER**
28 Wochen

**LÄNGE**
27 cm vom Scheitel bis zum Steiß; 43 cm vom Kopf bis zu den Zehen

**GEWICHT**
1,36 Kilogramm

Die Lanugo-Behaarung auf meinem Körper verschwindet allmählich. Ein paar behaarte Stellen sind bei der Geburt vielleicht noch vorhanden, nutzen sich aber in den Wochen danach ab. Die Haare auf meinem Kopf sind schon dichter.

Meine Haut ist nicht mehr so runzlig, weil ich mehr Babyspeck zugelegt habe. Ich sehe viel runder aus, und meine Finger- und Fußnägel wachsen weiter.

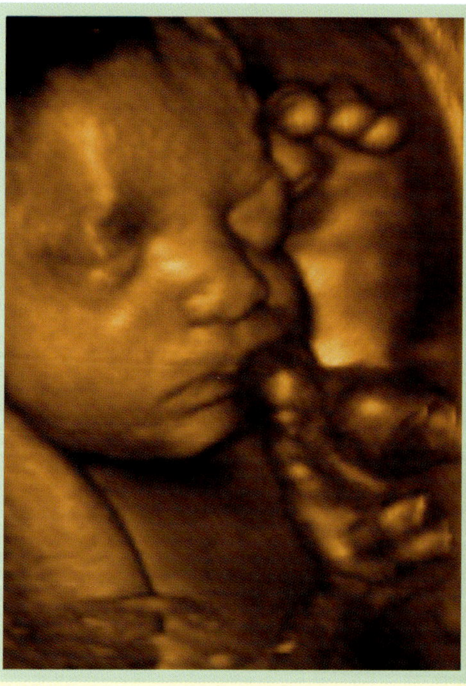

*Das Gesicht dieses Babys entwickelt sich immer mehr zu dem eines pausbäckigen Neugeborenen, weil sich unter seiner Haut weiter Fett ansammelt. Normalerweise schwimmt die Nabelschnur vor dem Gesicht und wird dicker und steifer.*

Mein Knochenmark hat von der Leber die Aufgabe übernommen, rote Blutkörperchen zu produzieren. Mein Skelett wird immer härter, und Gehirn, Muskeln und Lunge reifen weiter aus.

Wenn ich ein Geräusch höre, reagiere ich darauf mit einem Tritt. Ich öffne und schließe meine Augen immer öfter und kann rhythmisch atmen.

### Erinnerungen

Zwischen der 28. und der 32. Lebenswoche sind die Nervenverbindungen im Gehirn Ihres Kindes so weit fortgeschritten wie bei einem Neugeborenen. Gleichzeitig reift seine Großhirnrinde und fördert sein Bewusstsein. Dies bedeutet, dass Ihr Baby in der Lage ist, zu fühlen und sich zu erinnern.

Im Rahmen einer vor kurzem durchgeführten Studie wurde Babys im Mutterleib die Erkennungsmelodie einer Seifenoper vorgespielt. Als sie diese Melodie zwei bis vier Tage nach der Geburt hörten, reagierten diese Babys auf die Musik (siehe Seite 71 für eine Beschreibung von Reaktionen). Die Kontrollgruppe, die die Melodie zum ersten Mal hörte, zeigte keine Reaktion.

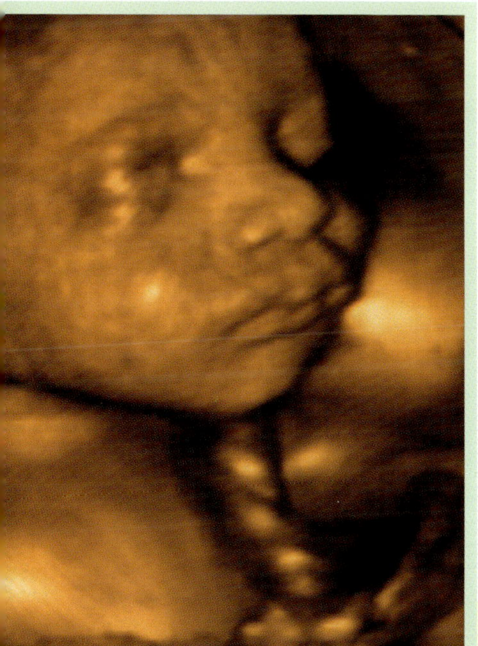

30. Woche

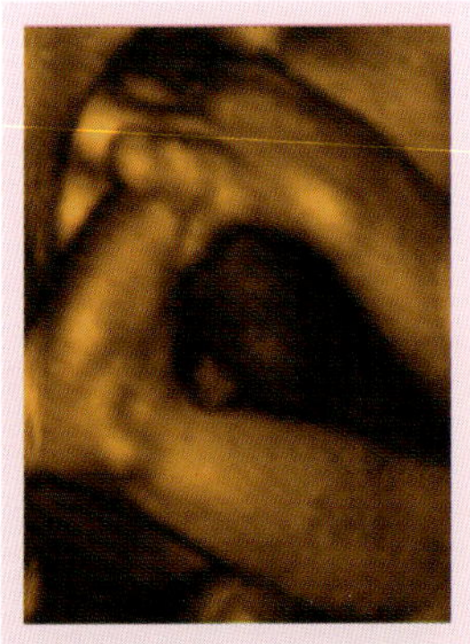

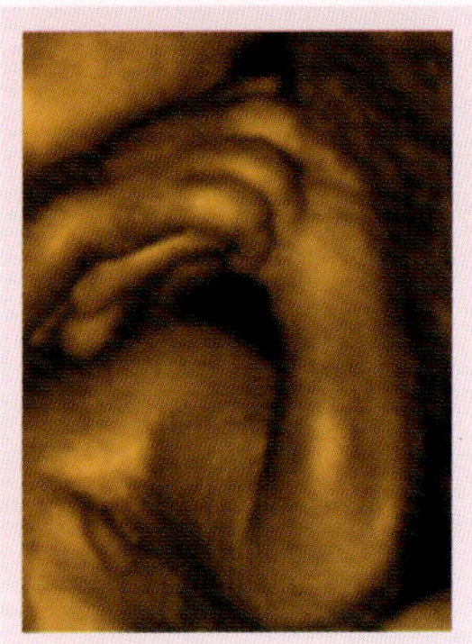

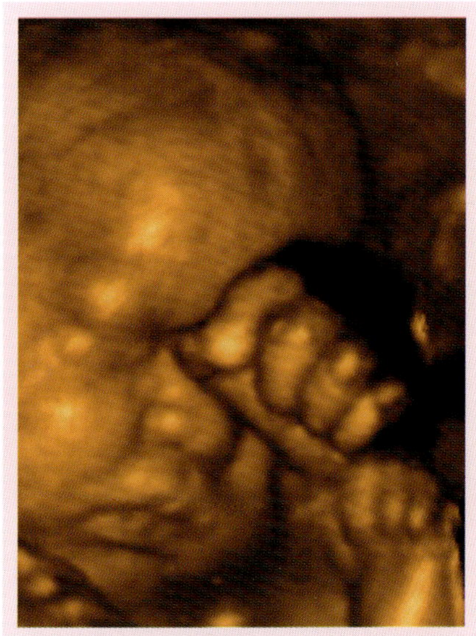

Zu den wichtigsten Reflexen, mit denen ein Baby geboren wird, gehört der Greifreflex. Er entwickelt sich schon relativ früh, bildet sich aber erst während des dritten Trimesters fertig aus. Der Griff eines Neugeborenen kann so stark sein, dass man es mit dem Finger hochziehen könnte. Und wenn man versucht, den Finger wegzuziehen, wird sein Griff meist noch fester.

Es gibt einige bekannte Muster. Eine der am meisten verbreiteten Formen ist das Greifen nach den Händen (siehe unteres Bild links). Im Allgemeinen greifen Neugeborene und ungeborene Babys nur mit ihren Fingern, wie die obere Bildfolge zeigt. Erst später benutzen sie auch

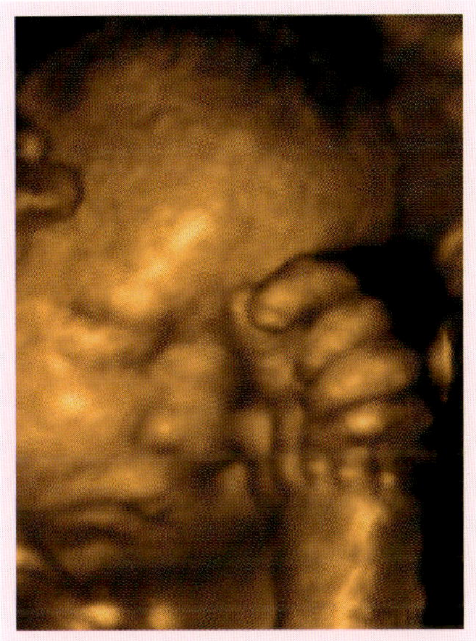

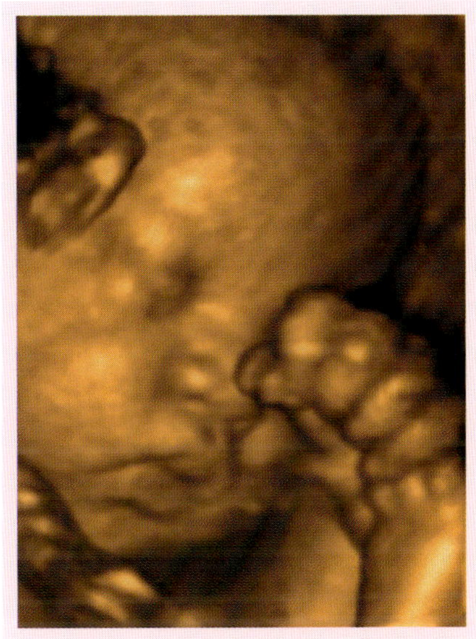

die Daumen (oben links). Das hier gezeigte Baby ist jedoch ziemlich frühreif, denn es greift den Fuß mit dem Daumen. Neben Händen, Füßen, Fingern und Zehen umklammern Föten auch sehr häufig ihre Nabelschnur, und Zwillinge halten sich gegenseitig fest.

»Der die Seele zart berühret, wenn die Sinne selig trunken.«

# 31 Woche

**LEBENSALTER**
29 Wochen

**LÄNGE**
28 cm
vom Scheitel bis zum Steiß

**GEWICHT**
1,59 Kilogramm

Ich nehme weiter zu, aber bis auf die Lunge und den Verdauungstrakt ist der größte Teil meines Körpers voll ausgereift. In meinem Gehirn entstehen ständig neue Verbindungen. Meine Augen haben schon eine blasse Farbe angenommen, aber meine endgültige Augenfarbe zeigt sich erst zwischen dem sechsten und neunten Monat nach der Geburt. In aktiven Phasen habe ich meine Augenlider häufig geöffnet, und wenn ich schlafe, sind sie geschlossen.

*Die Ausdrucksfähigkeit von Föten ist sehr unterschiedlich. Das Kind auf diesen Fotos hat beispielsweise eine sehr lebhafte Mimik, während sich bei anderen der Gesichtsausdruck nur selten verändert.*

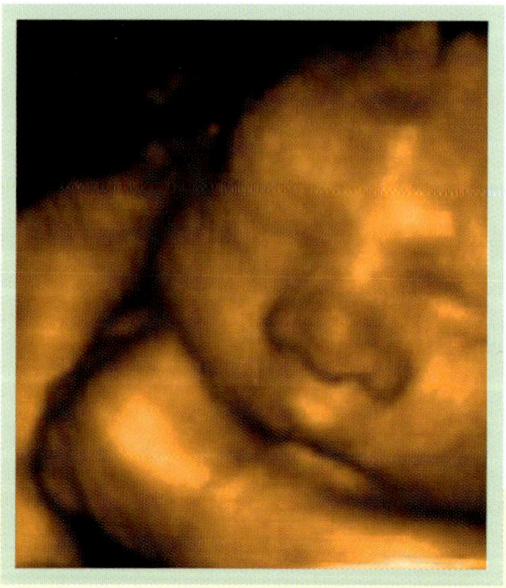

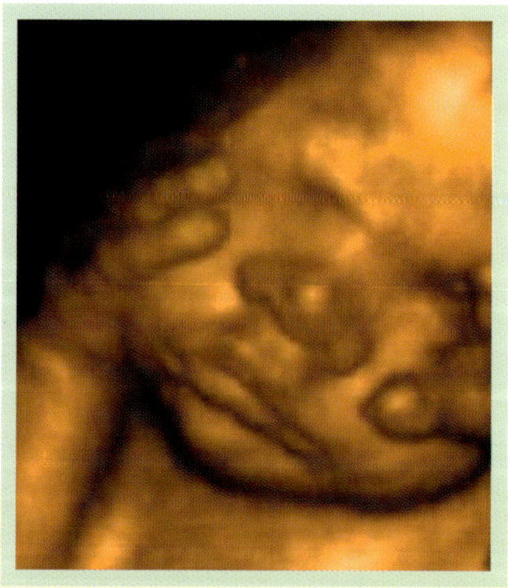

## Verhaltensmuster

Ungeborene Babys schlafen die meiste Zeit. Während des Schlafs gibt es ruhige Phasen, in denen sie sich still verhalten, und aktive REM-Phasen, in denen sich die Augen und der Körper bewegen; als Reaktion auf diese Bewegungen beschleunigt sich auch der Herzschlag des Kindes. In den letzten Wochen der Schwangerschaft wechseln sich diese Schlafphasen beim Fötus zyklisch ab: Etwa 30 Prozent der Zeit sind ruhiger und 60 Prozent aktiver Schlaf.

In der übrigen Zeit, wenn der Fötus wach ist, kommt es zu kontinuierlichen Bewegungen des Körpers und der Gliedmaßen, die Augen bewegen sich und das Herz schlägt schnell. Dann ist auch der Gesichtsausdruck des Babys sehr lebhaft; es gähnt, blinzelt und saugt.

All diese Aktivitäten bereiten es auf das Überleben nach der Geburt vor. Es beginnt bereits im ersten Trimester, Atembewegungen zu machen, die die Entwicklung der Lunge unterstützen und die Brustmuskeln auf die ersten Atemzüge nach der Entbindung vorbereiten. Dies ist die einzige Aktivität, die der Fötus auch in den ruhigen Schlafphasen ausführt.

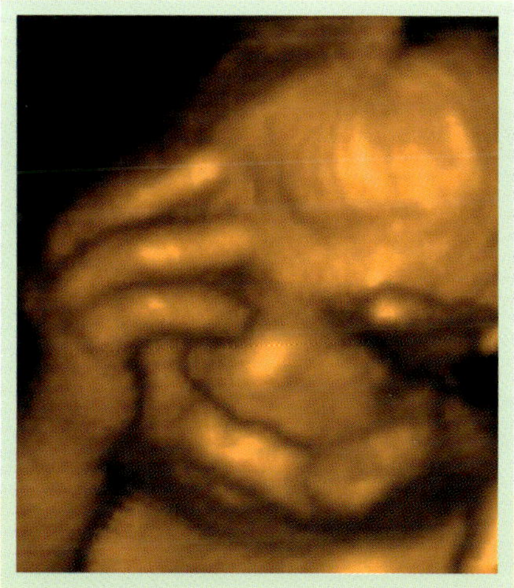

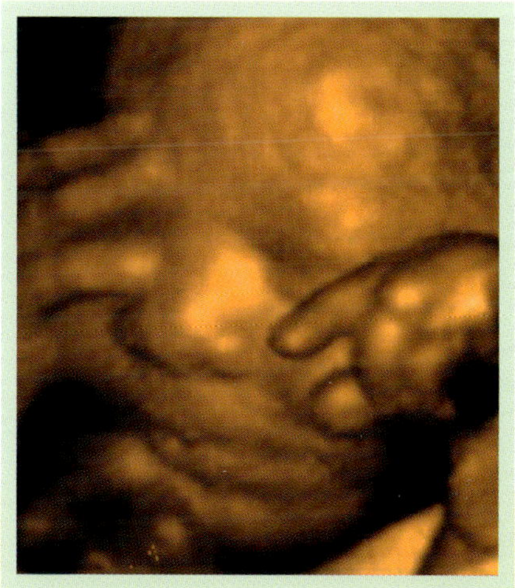

# 32 Woche

**LEBENSALTER**
30 Wochen

**LÄNGE**
29 cm
vom Scheitel bis zum Steiß

**GEWICHT**
1,8 Kilogramm

Ich kann sehen, hören, schmecken, riechen und tasten! Meine Arme, Beine und mein Körper werden immer rundlicher und stehen jetzt im richtigen Größenverhältnis zu meinem Kopf.

Meine inneren Organe reifen weiter aus. Ich atme sehr viel – natürlich nur Wasser –, was meine Lunge stärkt und ihre Entwicklung unterstützt. Außerdem scheide ich Urin aus meiner Blase aus.

Meine Fußnägel sind vollständig ausgebildet, und die Haare auf meinem Kopf wachsen weiter. Wenn ich ein Junge bin, sind meine Hoden inzwischen ganz hinunter in den Hodensack gewandert.

Ich schlafe etwa 90 bis 95 Prozent des Tages, aber wenn ich wach bin, bewege ich

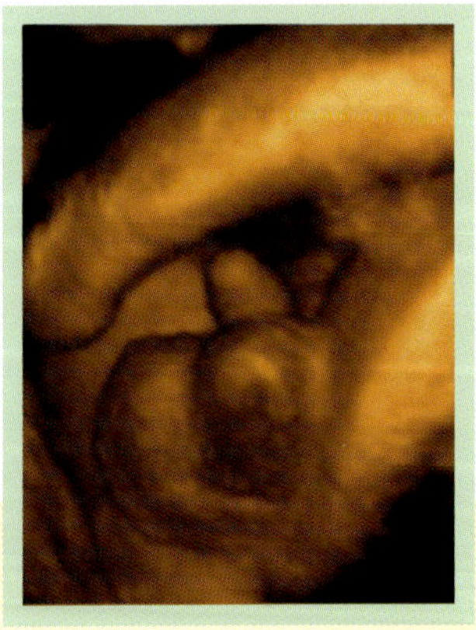

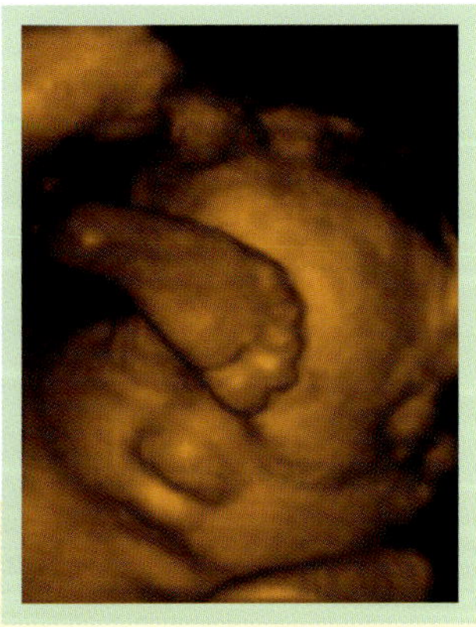

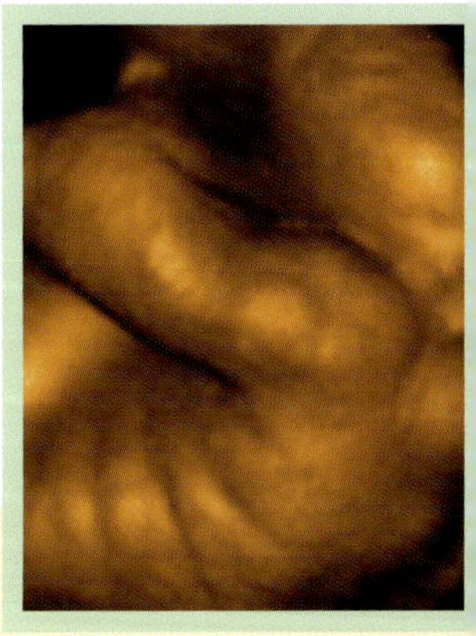

mich sehr viel und öffne und schließe die Augen. Selbst wenn ich schlafe, verhalte ich mich nicht völlig still; in der REM-Phase bewegen sich meine Augäpfel und ich mache sogar Atembewegungen.

In Vorbereitung auf die Geburt habe ich mich inzwischen in der Gebärmutter gedreht, sodass mein Kopf nach unten zeigt. Aber ich kann noch immer nach oben, unter den Brustkorb meiner Mutter treten, während mein Kopf auf ihren Beckenboden drückt. Wahrscheinlich findet sie das nicht sehr angenehm!

**Träumen**

Etwa in der 32. Lebenswoche lässt sich die schnelle Augenbewegung (REM) beobachten, die mit Traumphasen in Verbindung gebracht wird. Da Träumen die Entwicklung des fetalen Gehirns fördert, schläft das Baby vermutlich die meiste Zeit. Vielleicht träumt es davon, was es tagsüber tut – Hände und Füße bewegen, Geräusche hören und emotionale Erfahrungen mit der Mutter teilen.

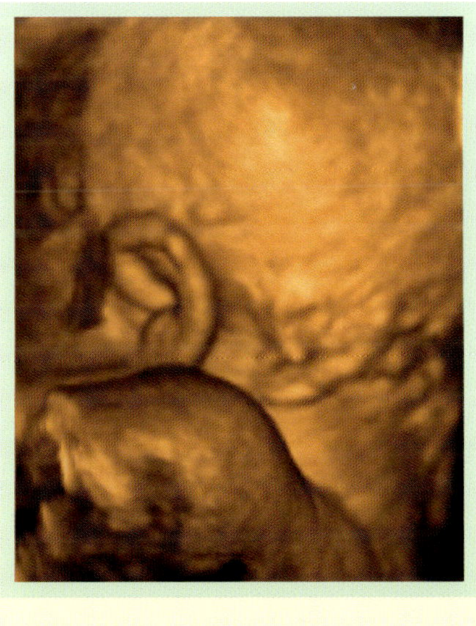

*Auf diesen Aufnahmen kann man die Genitalien des Fötus, seinen perfekt geformten Fuß, die ausgeprägten Muskeln seines Körpers und die Haare an seinem Hinterkopf neben einem wunderschön geformten Ohr erkennen.*

Föten schlafen die meiste Zeit. Aber diese Zeit ist nicht verschwendet. In den Phasen ruhigen und tiefen Schlafs entwickelt sich das Kind kontinuierlich weiter; es wächst und bereitet sich auf die Geburt vor. Während es schläft, arbeitet sein Gehirn jedoch phasenweise weiter, und seine Augen reagieren mit einer kleinen Reflexbewegung, dem so genannten Rapid Eye Movement (REM). Diese Art des Schlafs wird bei Erwachsenen mit den Traumphasen in Verbindung gebracht, aber es ist nicht sicher, ob Babys träumen und, wenn sie es tun, wovon.

Inzwischen weiß man jedoch, dass Babys gähnen. Dieser 29 Wochen alte weibliche Fötus zeigt, dass er in der Lage ist, herzhaft zu gähnen, eine Fähigkeit, die sich bereits in der zwölften Schwangerschaftswoche entwickelt. Geschieht dies aus Müdigkeit, könnte es ein Zeichen der Langeweile sein oder dient es einfach der Perfektionierung des Repertoires an Gesten? Wenn Erwachsene gähnen, wird das Blut durch Ausdehnung der winzigen Lungenbläschen (Alveolen) und den Ausstoß von Kohlendioxid mit Sauerstoff angereichert. Ein Baby atmet jedoch erst nach der Geburt. Vielleicht stellt die Natur durch dieses Verhalten sicher, dass ein Kind unmittelbar nach der Geburt in der Lage ist, selbstständig zu atmen.

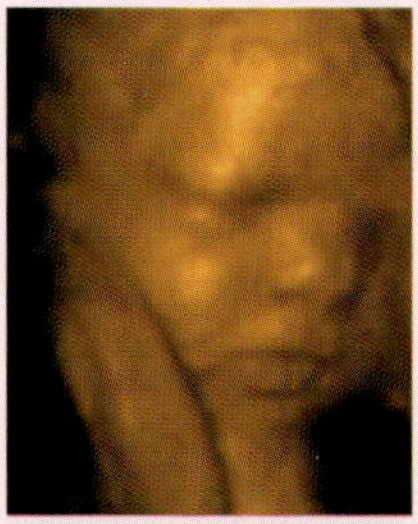

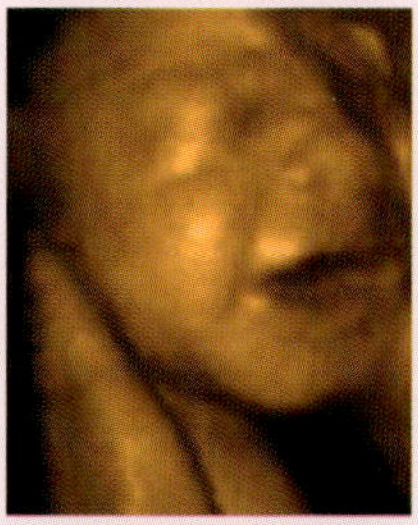

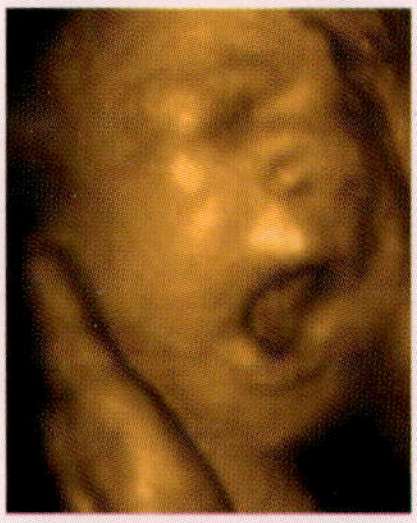

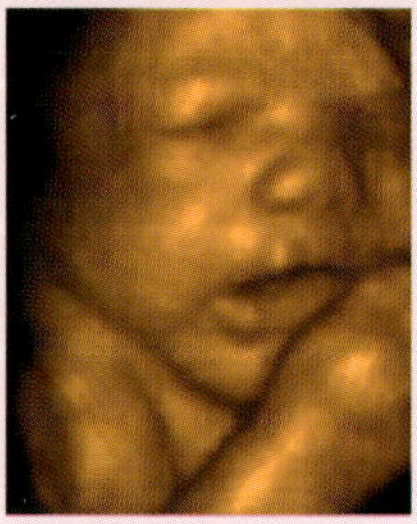

»Noch ein wenig Schlaf, noch ein wenig Schlummer …«

VERHALTEN DES BABYS: *GÄHNEN*

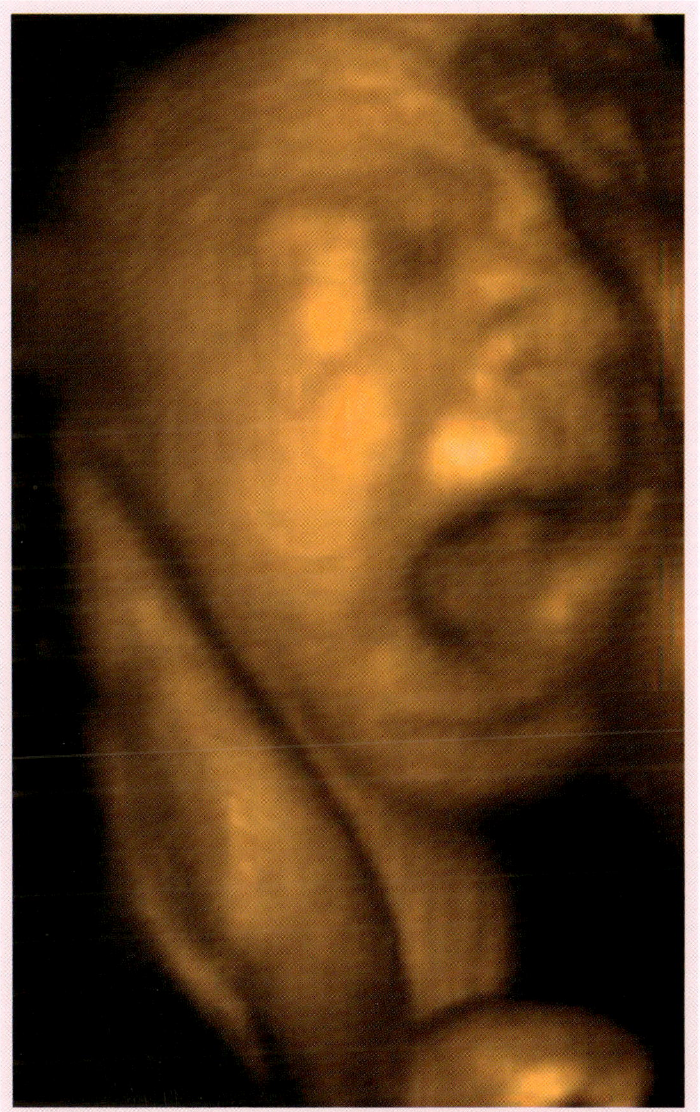

# 33 Woche

**LEBENSALTER**
31 Wochen

**LÄNGE**
30 cm vom Scheitel bis zum Steiß; 43 cm vom Kopf bis zu den Zehen

**GEWICHT**
2 Kilogramm

Aufgrund des schnellen Gehirnwachstums hat mein Kopfumfang um etwa 9,5 mm zugenommen und steht jetzt im richtigen Größenverhältnis zu meinem Körper.

Meine Knochen sind vollständig entwickelt, aber noch immer weich und biegsam. Doch es wird weiter Eisen, Kalzium und Phosphor eingelagert, wichtige Stoffe für das weitere Wachstum meiner Knochen.

Der Mechanismus, der meine Körpertemperatur reguliert, beginnt zu arbeiten, und obwohl ich rhythmische Atembewegungen ausführe, ist meine Lunge noch nicht völlig ausgereift.

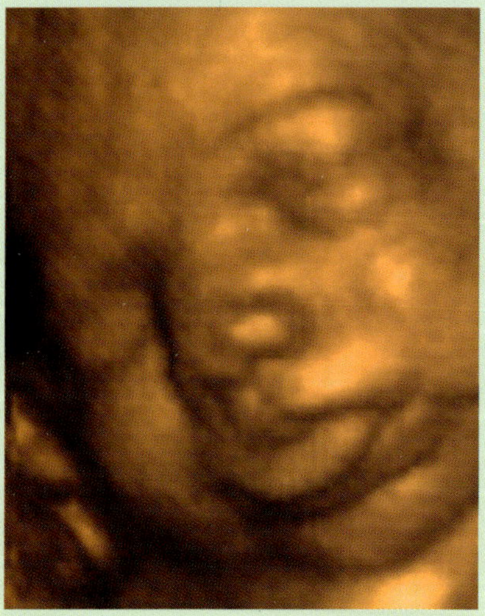

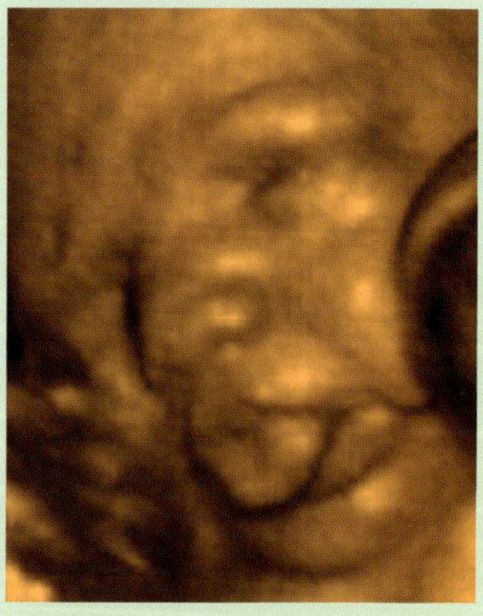

Meine Haut ist viel rosiger, und ich sammle weiter Fett an. Ich bin mir meiner Umgebung und dem Fruchtwasser um mich herum immer mehr bewusst; außerdem kann ich Geräusche hören, die von außen kommen.

**Geburtsgewicht**

Nach einer normalen Schwangerschaft von 40 Wochen wiegen Babys in den Industrieländern im Durchschnitt 3,4 Kilogramm. Etwa ein Drittel des Geburtsgewichts erreichen sie nach 28 Wochen, die Hälfte nach 31 Wochen und zwei Drittel nach 34 Wochen. Früher glaubte man, das Wachstum eines Babys würde sich vor dem errechneten Entbindungstermin verlangsamen, aber heute weiß man, dass es sich bis zur 40. Woche und darüber hinaus fortsetzt. Das Geburtsgewicht eines Babys unterliegt fast vollständig der Kontrolle der Mutter; der genetische Einfluss des Vaters macht nur sehr wenig aus. Je schwerer und größer die Mutter ist, desto höher ist das Geburtsgewicht des Babys. Jungen wiegen mehr als Mädchen, und Zweitgeborene sind schwerer als Erstgeborene. Asiatische Babys sind durchschnittlich 185 Gramm und afrokaribische Babys 130 Gramm leichter als kaukasische.

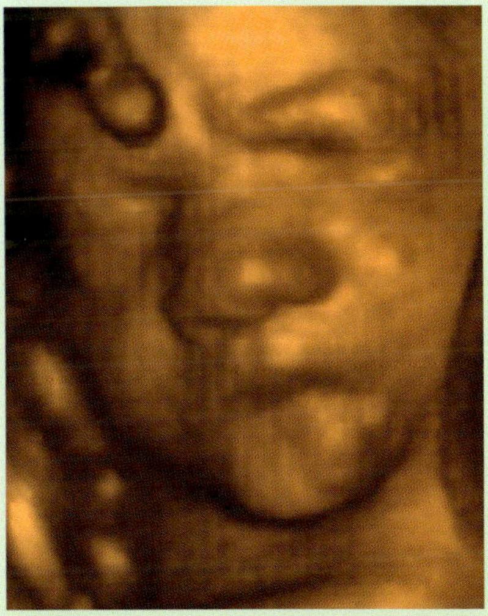

*Es ist nicht ungewöhnlich, dass Föten die Zunge herausstrecken; sie tun dies häufiger als Neugeborene. Dieses Baby »kostet« vielleicht den Geschmack des Fruchtwassers, der je nachdem, was seine Mutter gegessen und getrunken hat, variieren kann.*

# 34 Woche

**LEBENSALTER**
32 Wochen

**LÄNGE**
32 cm vom Scheitel bis zum Steiß; Gesamtlänge 44 cm

**GEWICHT**
2,3 Kilogramm

### Musik

Von jetzt an kann Ihr Baby ein bestimmtes Musikstück erkennen und seine Bewegungen auf den Rhythmus abstimmen. Klassische Musik, besonders Chorgesänge und Klavierstücke, folgt einem Muster, das dem der menschlichen Sprache sehr ähnlich ist, und ist für ein Baby besonders angenehm. Je nachdem, welche Art von Musik es hört, kann das Baby angeregt werden oder sich entspannen.

Mein Immunsystem entwickelt sich jetzt sehr schnell; es kann mir dabei helfen, leichte Infektionen zu bekämpfen. Meine winzig kleinen Fingerkuppen sind von recht scharfen Fingernägeln bedeckt.

Meine Haut ist nicht mehr so runzlig und wird rosiger. Mein Körper ist noch immer mit viel Käseschmiere bedeckt.

Während die Knochen in meinem Körper aushärten, schieben sich meine Schädelknochen leicht zusammen, damit ich leichter durch den Geburtskanal dringen kann.

Aus Platzgründen ist es schwierig geworden, im Fruchtwasser herumzuschwimmen. Ich mache jetzt weniger Bewegungen, aber sie sind kräftiger und anhaltender. Anders als die meisten Babys in der 34. Schwangerschaftswoche habe ich mich noch nicht gedreht, aber ich hoffe, das geschieht in den nächsten zwei Wochen.

*Dieses hübsche Kind hat schon sehr viele Haare auf dem Kopf. Die Nabelschnur verdeckt teilweise sein Gesicht, was für Babys in der Steißlage nichts Ungewöhnliches ist (siehe Seite 103).*

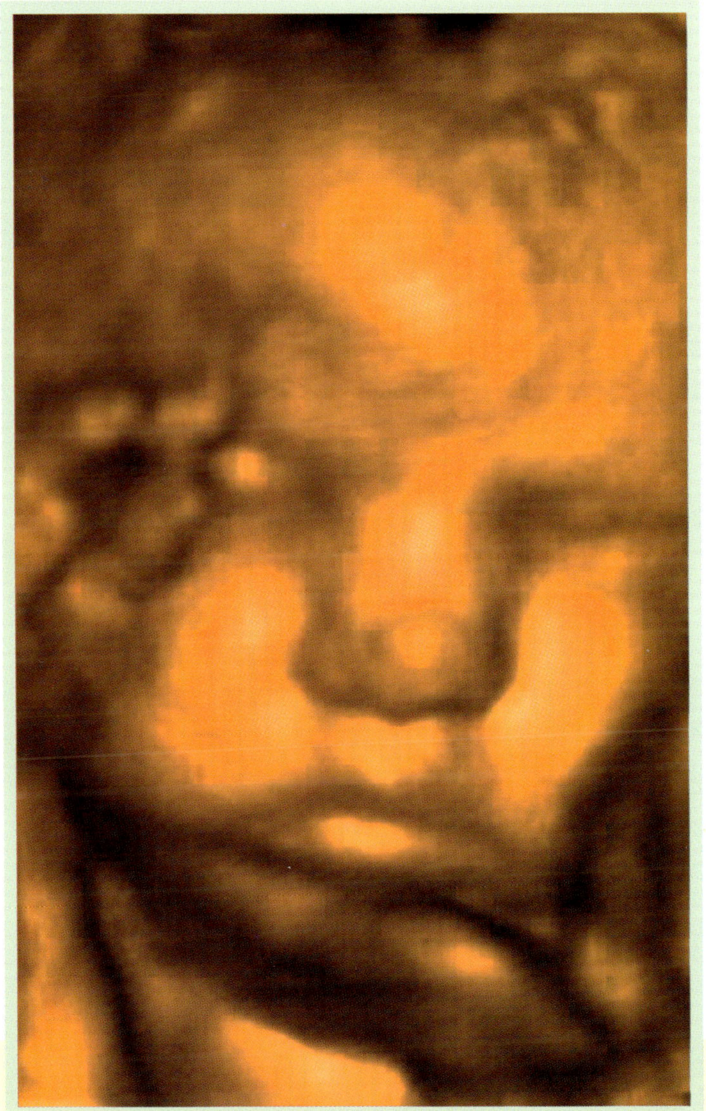

34. Woche

Auch wenn behauptet wird, dass Babys im Mutterleib schreien, ist dies wissenschaftlich nicht bewiesen. Beim Schreien wird Luft aus der Lunge gepresst, aber weder in der Fruchtblase noch in der Lunge eines Babys gibt es Luft.

Föten zeigen eindeutig, wenn sie unglücklich und unzufrieden sind. Wenn ich während einer Ultraschalluntersuchung ein Baby manchmal sanft dazu bringe, sich seinen Eltern auf dem Monitor zu zeigen, macht es ein ähnliches Gesicht wie dieses in den Aufnahmen hier rechts. Es ist eindeutig mürrisch, weil es geweckt oder aus seiner Position gebracht wurde.

Ärzte diskutieren, ob und wann sehr junge Föten Schmerzen oder Unbehagen empfinden, und untersuchen sie auf beschleunigten Herzschlag und erhöhte Kortisonwerte, die klassische Anzeichen dafür sind. Auf der Grundlage dieser Tests glaubt man nun, dass Föten ab der 24. Lebenswoche Schmerzen empfinden. Mit dem 4-D-Ultraschall lässt sich dies meiner Meinung nach auch einfach am Gesichtsausdruck ablesen.

»... ein Schatten sanfter Traurigkeit, so drängen Wolken, dämmernd hingestreut ...«

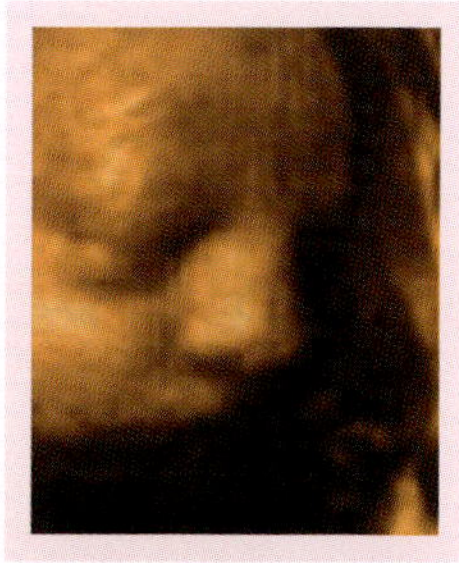

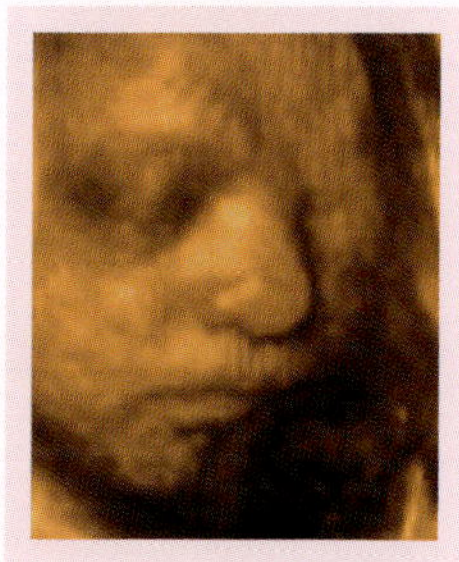

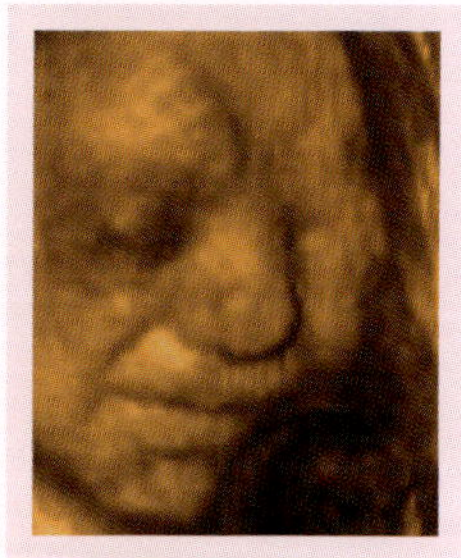

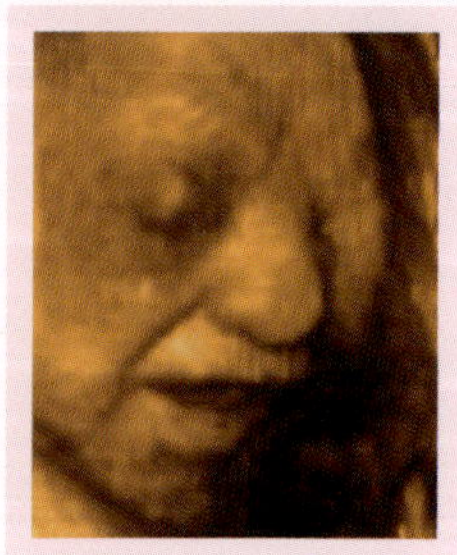

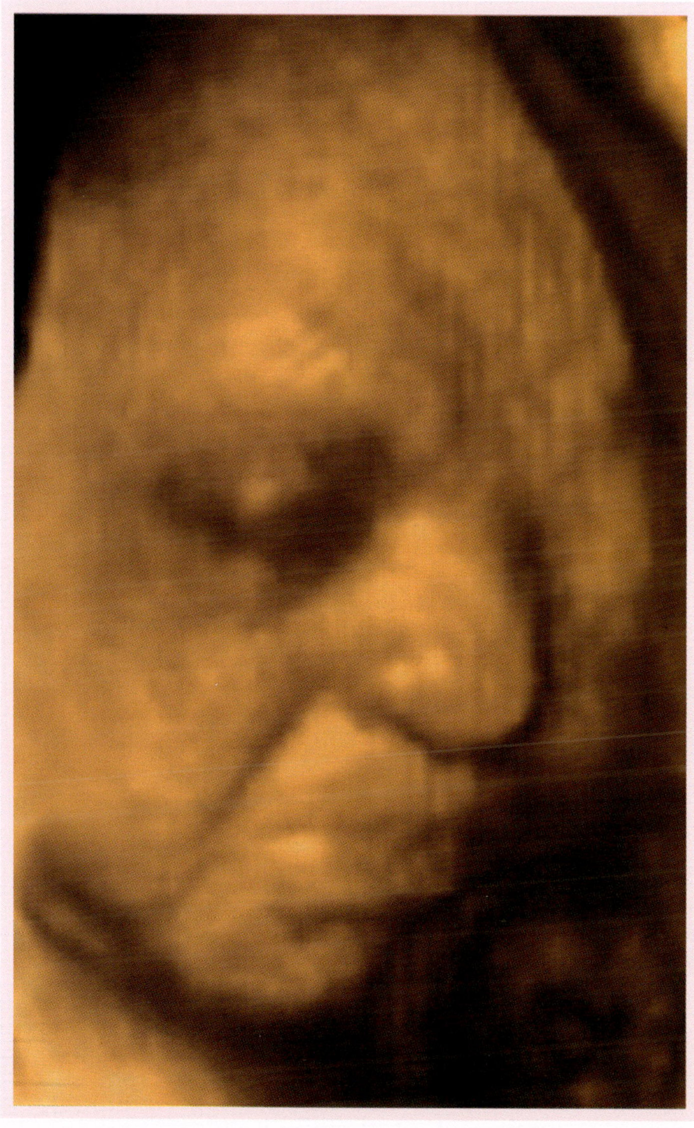

# 35 Woche

**LEBENSALTER**
33 Wochen

**LÄNGE**
33 cm
vom Scheitel bis zum Steiß

**GEWICHT**
2,55 Kilogramm

Ich werde immer pummeliger, da ich weiter Körperfett zulege, das mir später helfen wird, meine Körpertemperatur zu regulieren. Ich habe kaum noch Platz, um mich zu bewegen.

Mein zentrales Nervensystem reift aus, sodass ich immer häufiger wach bin und sehr viel wahrnehme. Mein Verdauungssystem ist fast komplett, und meine Lunge ist mittlerweile vollständig entwickelt.

*Der Kopf dieses Babys ist bereits in den Geburtskanal vorgedrungen – und man kann unschwer erkennen, was es von seinem bevorstehenden Eintritt in die Welt hält!*

**Atmung**

Die Lunge des Kindes ist das letzte wichtige Organ, das ausreift. Wenn es in den letzten Wochen beginnt zu atmen, produziert das Kind ein Protein, das die Oberflächenspannung verringert und die gesunde Entwicklung der Lunge gewährleistet. Die Lunge der meisten Babys ist erst in der 34. Schwangerschaftswoche ausgereift. Ein Test zur Messung des Lecithin/Sphingomyelin-Quotienten (L/S-Quotient) gibt Aufschluss darüber, wie weit die Lunge des Fötus ausgereift ist. Wenn die Menge des Lecithins zu- und die des Sphingomyelins im Fruchtwasser abnimmt, ist die Entwicklung der Lunge abgeschlossen.

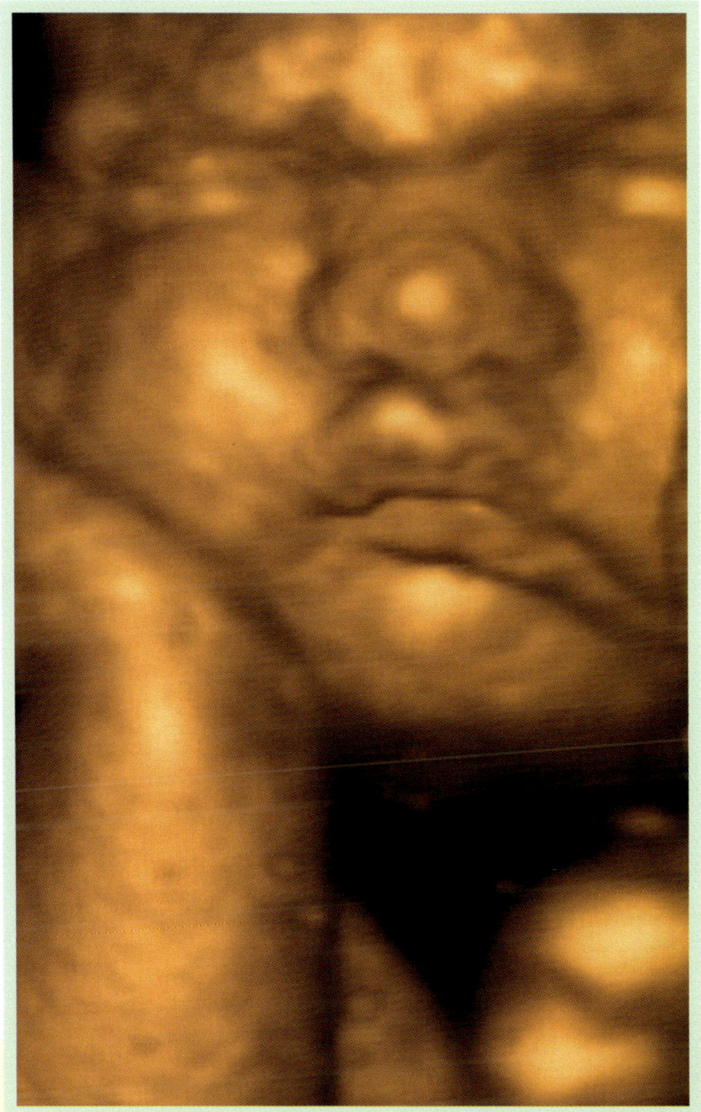

35. Woche

Wenn Babys ihr Unbehagen ausdrücken können (siehe Seite 94), weist Lächeln dann nicht auf innere Zufriedenheit hin? Dieses kleine Baby hier bringt ein breites Grinsen zustande.

Lächeln ist das einzige Verhalten, das sich entwickelnde Babys unmittelbar nach der Geburt nicht zeigen. Bis sie zum ersten Mal lächeln, dauert es mindestens vier bis sechs Wochen. Es ist verständlich, dass ein Kind im Mutterleib lächelt, denn in dieser warmen und behaglichen Umgebung verspürt es keinen Hunger, ist von lauten Geräuschen und grellem Licht abgeschirmt und wird durch das stetige Geräusch des Herzschlags seiner Mutter beruhigt. Nach der Geburt wird es einer hellen und lauten Welt ausgesetzt; es hat Hunger, ihm ist kalt oder warm, und sein Unterleib wird feucht und schmutzig. Da muss man das Lächeln erst wieder lernen.

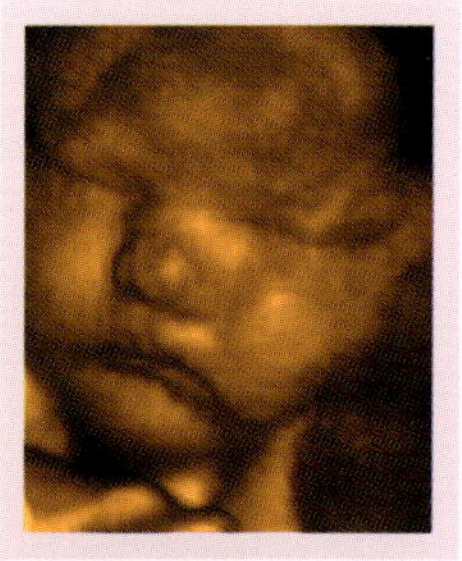

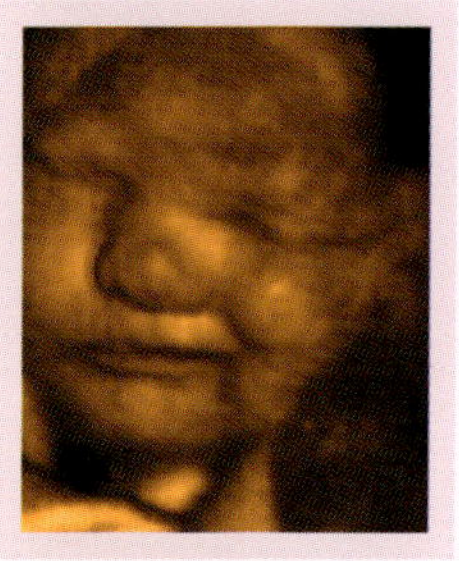

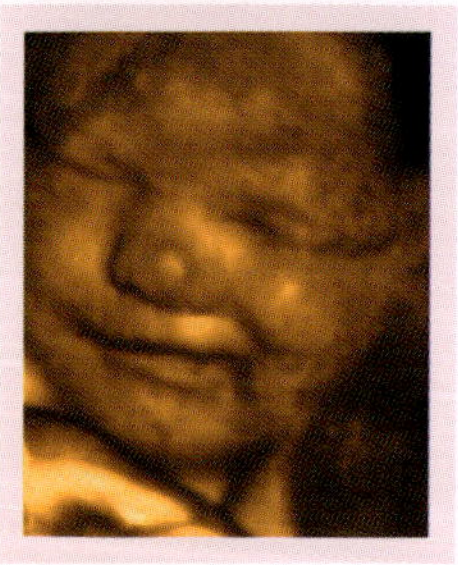

»Selig,
welchen die Götter,
die gnädigen,
vor der Geburt
schon liebten.«

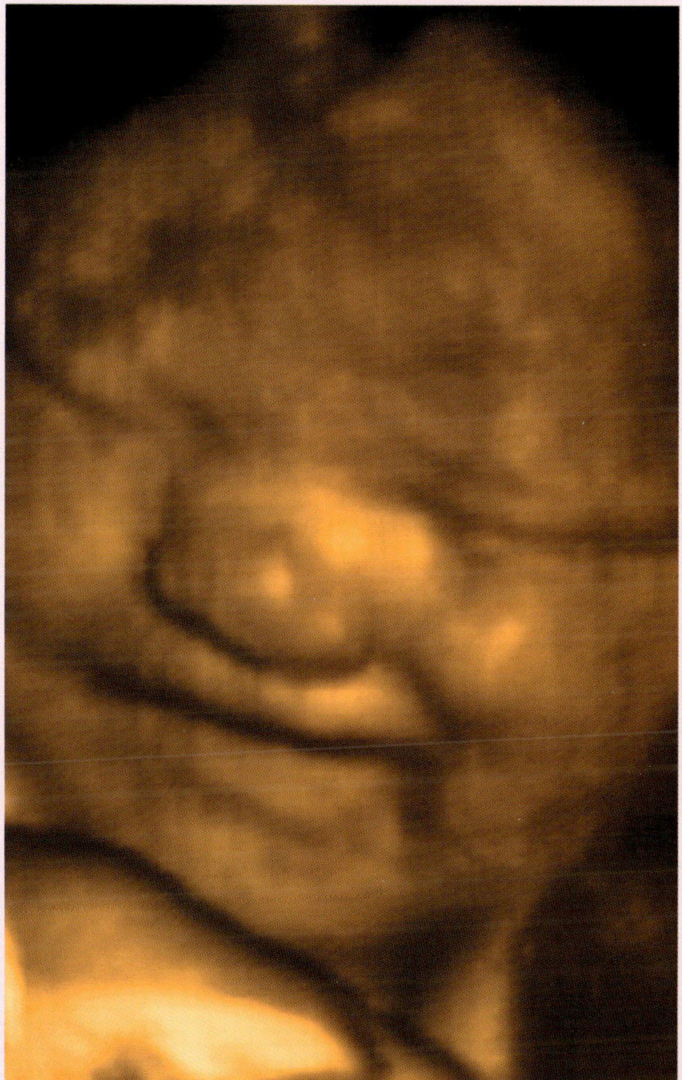

# 36 Woche

**LEBENSALTER**
34 Wochen

**LÄNGE**
34 cm vom Scheitel
bis zum Steiß;
45 bis 50 cm mit
ausgestreckten Beinen

**GEWICHT**
2,75 Kilogramm

Ich habe schon fast die Körperlänge erreicht, die ich bei der Geburt haben werde. Es wird immer enger, und ich kann zwar noch kräftig treten, aber mich nicht mehr so frei bewegen. Die meiste Zeit verbringe ich damit, Gewicht zuzulegen; in dieser Woche werde ich wahrscheinlich ein halbes Pfund zunehmen.

Ich bin häufiger und länger wach, was sich an einer größeren Bandbreite von Gesichtsausdrücken zeigt.

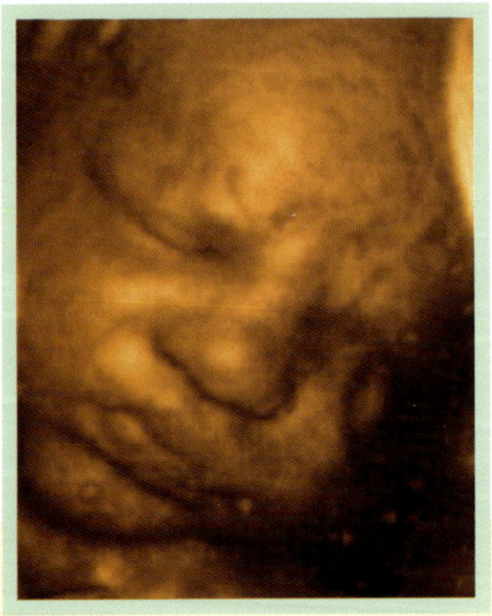

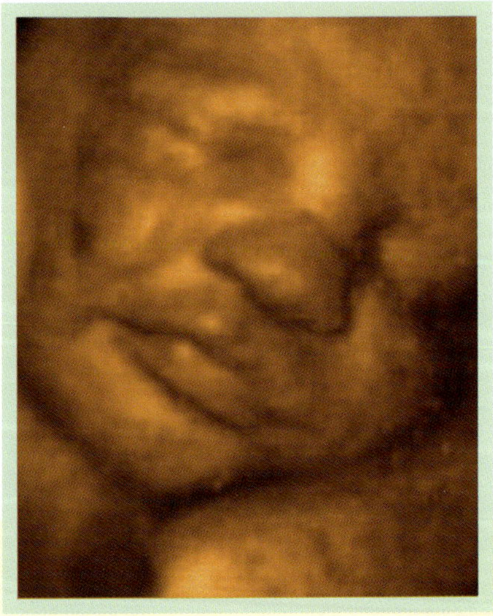

Meine Nieren sind inzwischen voll entwickelt und meine Leber kann einige Abfallprodukte verarbeiten. Meine Fingernägel bedecken die Fingerkuppen jetzt vollständig.

Mein Gesicht glättet sich, und wenn ich ein Muttermal habe, kann man es jetzt sehen.

### »Bonding«

Mutter und Kind gehen bereits vor der Geburt eine Bindung ein. Indem sie Nährstoffe und die chemischen Stoffe liefert, die für Unbehagen oder Wohlbefinden sorgen, stellt die Mutter eine physiologische Verbindung zu ihrem Kind her. Wenn sie sich auf besänftigende Art über den Bauch streicht, demonstriert sie damit behavioristisches Bonding. Einige Wissenschaftler glauben, dass Mütter auch unbewusst mit ihrem ungeborenen Baby kommunizieren, beispielsweise durch Träume. Bonding ist auch nach der Entbindung wichtig, da es für eine langfristige emotionale und liebevolle Beziehung zwischen Mutter und Kind sorgt. Häufig stellt sich das Bonding nicht unmittelbar nach der Geburt ein, sondern entwickelt sich erst langsam. Der dreidimensionale Ultraschall fördert diesen Prozess; er erleichtert es den Eltern, vor der Geburt eine liebevolle Beziehung zu ihrem Kind aufzubauen, die sich festigt, sobald es auf die Welt gekommen ist.

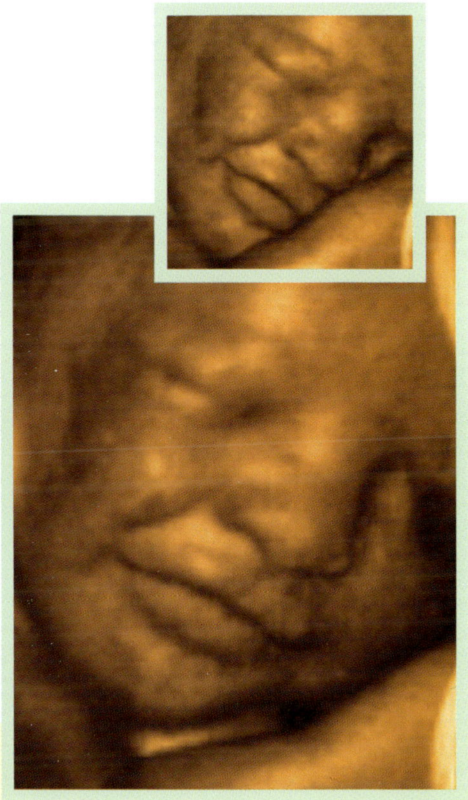

*Zu Anfang runzelt dieser Fötus die Stirn, aber dann denkt er offenbar an etwas Angenehmes, das ihn lächeln lässt. Seine Haut ist noch immer mit Käseschmiere bedeckt, aber ein großer Teil davon schwimmt bereits im Fruchtwasser und ist auf dem Bild links zu erkennen.*

# 37 Woche

**LEBENSALTER**
35 Wochen

**LÄNGE**
35 cm vom Scheitel bis zum Steiß;
47 cm vom Kopf bis zu den Füßen

**GEWICHT**
2,95 Kilogramm

Von jetzt an kann ich jederzeit auf die Welt kommen, obwohl niemand genau weiß, wodurch die Wehen ausgelöst werden. Einige Wissenschaftler vermuten sogar, dass Absonderungen aus meinen Nebennieren dazu beitragen, den Vorgang einzuleiten.

Ich werde noch immer schwerer und größer.

Mein Gehirn entwickelt sich weiter. Ich kann nicht mehr so gut treten, aber bei dem Versuch, meine Arme und Beine auszustrecken, drehe und winde ich mich sehr viel.

Die Lanugo-Behaarung ist größtenteils verschwunden. Mein Kopfhaar variiert von ein paar Strähnen am Hinterkopf bis zu einem dicken Büschel von 2,5 cm Länge.

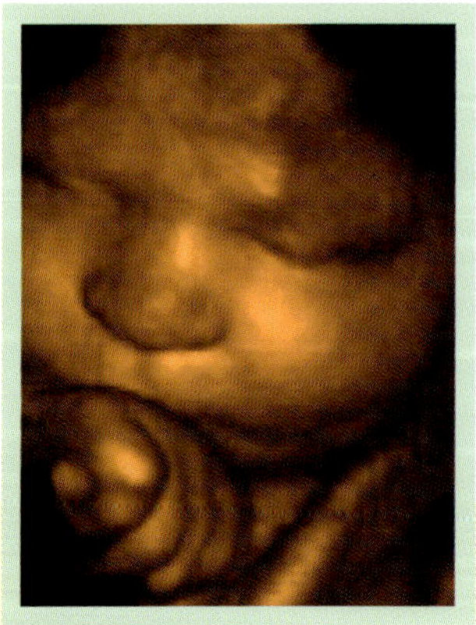

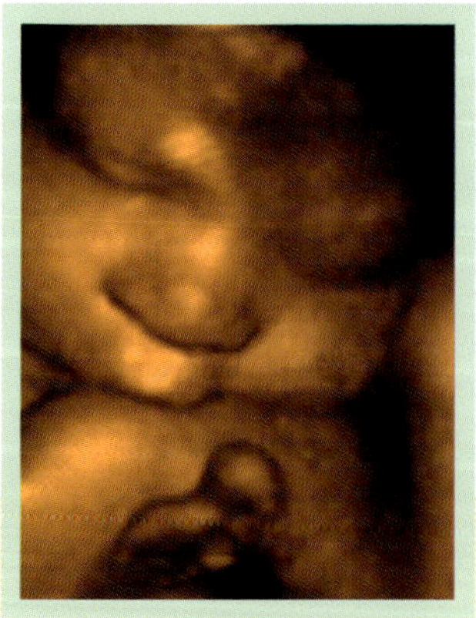

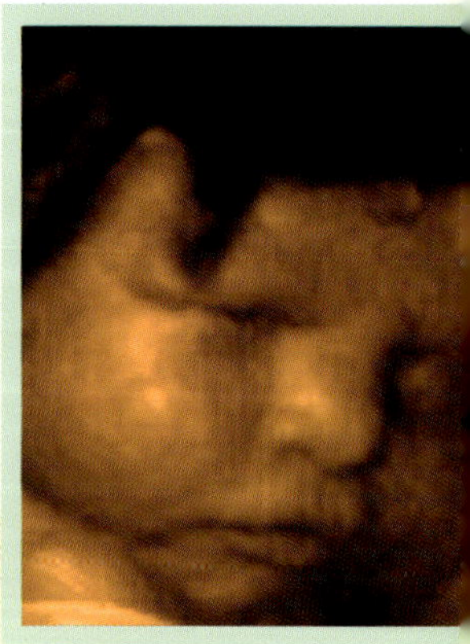

Mein Immunsystem entwickelt sich noch immer sehr schnell, um mich zu schützen, sobald ich den Mutterleib verlassen habe. Die Antikörper, die ich nicht selbst produzieren kann, bekomme ich über die Plazenta von meiner Mutter, sodass ich in den ersten Wochen nach der Geburt gegen Infektionen gewappnet bin.

**Steißgeburt**

Normalerweise liegt ein Baby die letzten Wochen vor der Geburt mit dem Kopf nach unten. Tut es das nicht, spricht man von einer Steißlage. Steißgeburten sind komplizierter, und die meisten Geburtshelfer ziehen es heute vor, diese Fälle durch Kaiserschnitt zu entbinden, besonders wenn es sich um eine Erstgebärende handelt. 40 Prozent der Babys befinden sich in der 26. Woche in der Steißlage, 20 Prozent in der 30. Woche, zehn Prozent in der 34. Woche und drei Prozent zum errechneten Geburtstermin. Einige Geburtshelfer versuchen, das Kind in der 36. Schwangerschaftswoche zu drehen (äußere Wendung), wenn die Schwangerschaft ohne Komplikationen verläuft.

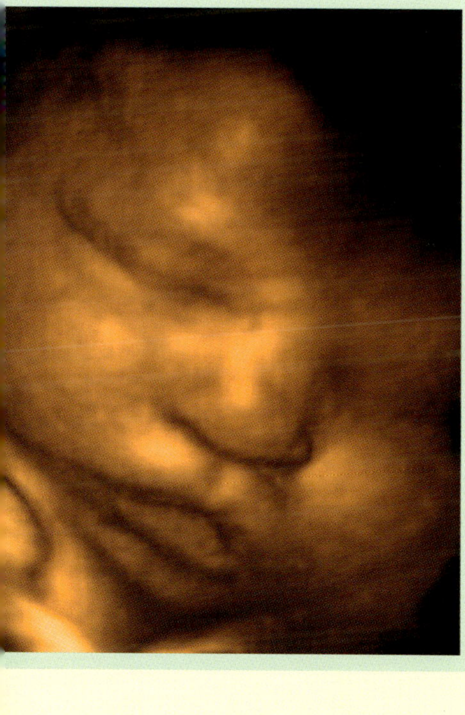

*Dieses Baby scheint es einerseits nicht abwarten zu können, den Mutterleib zu verlassen, und andererseits gerne bleiben zu wollen. In den ersten beiden Aufnahmen saugt es eifrig an seiner Faust und seinem Arm. Im dritten Bild öffnet es die Augen, aber dann scheint es wieder einzuschlafen. Der dunkle Bereich im oberen Teil der Aufnahmen ist der Beckengürtel, denn das Baby liegt bereits mit dem Kopf nach unten und wartet auf seine Geburt.*

# 38-40 Woche

**LEBENSALTER**
38 Wochen

**LÄNGE**
37 bis 38 cm
vom Scheitel bis zum Steiß;
Gesamtlänge 48 cm

**GEWICHT**
3,25 Kilogramm

Ich bin klinisch ausgereift und kann jederzeit geboren werden. Der Umfang meines Bauchs ist jetzt ein wenig größer als der meines Kopfes, und ich besitze etwa 15 Prozent Körperfett. In meinem Darm hat sich das Mekonium oder Kindspech angesammelt, eine grünlich-schwarze, klebrige Substanz, bei der es sich um ein Ausscheidungsprodukt handelt. Zum Teil besteht es aus dem weichen Haarflaum, der vorher meinen Körper bedeckt hat.

Ich habe mehr Knochen als meine Eltern (sie besitzen 206), da einige erst nach der Geburt zusammenwachsen werden.

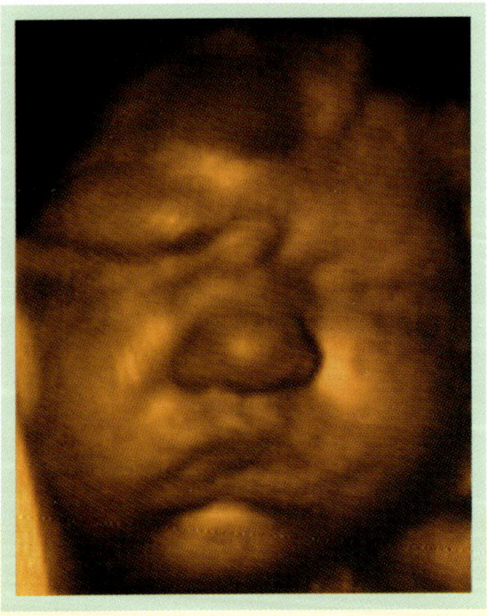

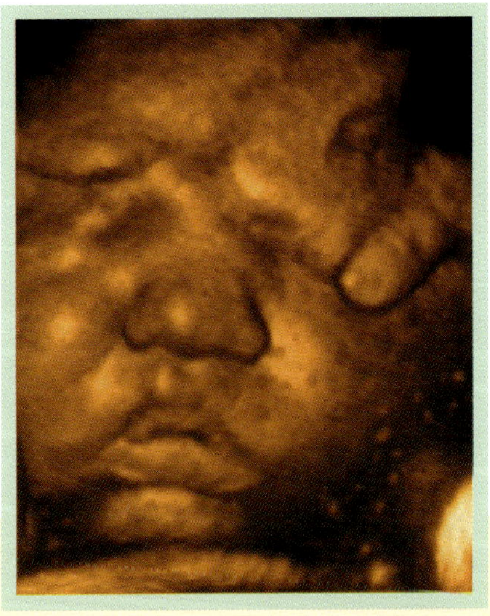

Über 70 verschiedene Reflexe werden mir dabei helfen, in der Welt außerhalb des Mutterleibs zurechtzukommen.

Die Plazenta, die mich in all den Wochen versorgt hat, altert jetzt und wird bei der Übertragung von Nährstoffen weniger effektiv. Das Fruchtwasser wird weniger, und die Nabelschnur, die etwa genauso lang ist wie ich, stellt ihre Arbeit bald ein. Wenn ich geboren werde und meine ersten Atemzüge mache, wird dieser Vorgang Veränderungen in der Struktur meines Herzens und meiner Arterien auslösen, um Blut in meine Lunge umzuleiten.

**Die Geburt**

Regelmäßige Kontraktionen der Gebärmutter, so genannte Senkwehen, treten gegen Ende des letzten Trimesters häufig auf. Sie sind nicht schmerzhaft, führen jedoch dazu, dass das Gewebe des Gebärmutterhalses und des unteren Teils der Gebärmutter dünner wird, sodass der Kopf des Babys in das Becken vordringen kann.

Bei schmerzhaften regelmäßigen Kontraktionen, die häufiger als einmal in zehn Minuten auftreten, handelt es sich um Wehen. Das Becken weitet sich, sodass es kurz vor der Geburt vollständig ausgedehnt ist, d. h. Uterus und Vagina werden zu einem einzigen Hohlraum. Die Muskeln der Gebärmutter ziehen sich nun zusammen, um das Baby mit Unterstützung der Mutter hinauszupressen.

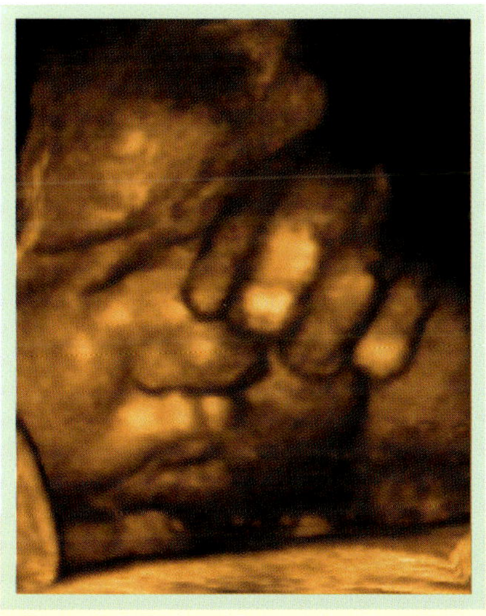

*Dieses Baby fühlt sich in seiner engen Umgebung offensichtlich nicht sehr wohl. Aber zum Glück muss es nicht mehr lange dort bleiben. Die dunklen Stellen in den Aufnahmen sind die Schatten des Beckengürtels. Der Kopf des Babys zeigt nach unten, es kann geboren werden.*

**Was passiert bei einer Ultraschalluntersuchung?**

Bei einer Ultraschalluntersuchung werden kurze Impulse von Schallwellen mit hoher Frequenz, aber geringer Stärke durch die Gebärmutter geleitet. Das menschliche Gehör kann die Frequenz der Schallwellen nicht wahrnehmen. Die Wellen werden vom Körper des Babys zurückgeworfen, und diese zurückkehrenden Echos werden dann mit Hilfe eines Computers in ein Bild auf einem Monitor umgewandelt, das die Position und die Bewegungen des Kindes im Mutterleib zeigt. Knochengewebe und anderes hartes Gewebe erscheinen auf dem Bild weiß, weil sie am stärksten zurückgeworfen werden; Organe und anderes weiches Gewebe erscheinen grau und gesprenkelt; weißes Fruchtwasser und andere Flüssigkeiten erscheinen schwarz, weil sie überhaupt keine Echos reflektieren. Der untersuchende Arzt interpretiert die Bilder anhand des Kontrastes zwischen den verschiedenen Schattierungen von Weiß, Grau und Schwarz.

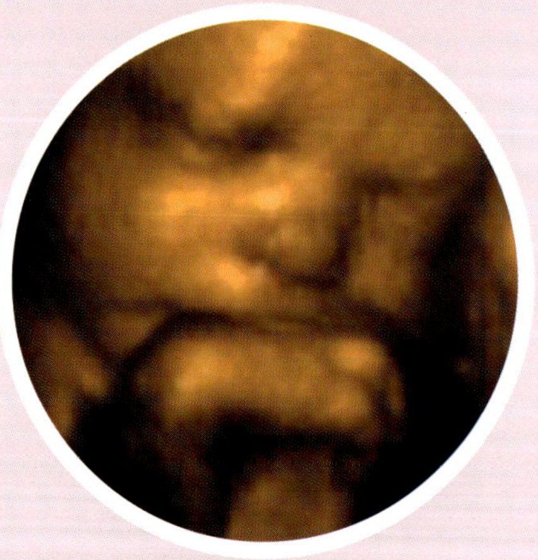

**Gibt es verschiedene Arten von Ultraschalluntersuchungen?**

Es gibt zwei Arten der Ultraschalluntersuchung bei Schwangeren, die Abdominal- und die Vaginalsonographie. Die erste Untersuchungsform ist am sinnvollsten für das zweite und dritte Trimester. Der untersuchende Arzt gibt ein Gel auf den Bauch der Schwangeren, um die Übertragung der Schallwellen zu erleichtern. Dann streicht er mit einem Schallkopf über die Gebärmutter, um Bilder von dem Kind zu erhalten. Die Vaginalsonographie wird meist im ersten Trimester durchgeführt, um ein deutliches Bild des Kindes zu erhalten. Dabei wird ein Ultraschallkopf in die Scheide eingeführt. Keine dieser beiden Untersuchungsarten sollte schmerzhaft sein.

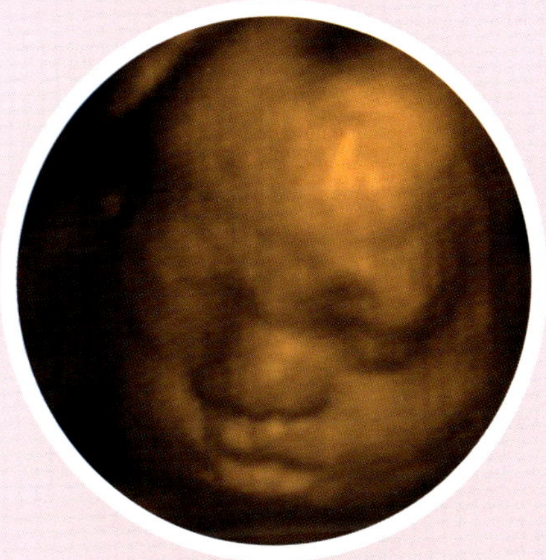

**Kann die Ultraschalluntersuchung meinem Baby in irgendeiner Form schaden?**

Ultraschalluntersuchungen bei Schwangeren wurden erstmals 1958 durchgeführt. In den meisten Industrieländern wird seit über 25 Jahren eine routinemäßige Ultraschalluntersuchung im Rahmen der Schwangerschaftsvorsorge angeboten. In einigen Ländern gehören zwei bis drei solcher Routineuntersuchungen zur Vorsorge. Auf diese Art sind bisher Millionen von Babys beschallt worden, ohne dass es zu Schädigungen gekommen ist. Die meisten Kontrollbehörden (beispielsweise die FDA [Food and Drug Administration] in den USA) erkennen zwar an, dass Ultraschalluntersuchungen sich bislang nicht als schädlich erwiesen haben, empfehlen jedoch, sie nur für medizinische Zwecke einzusetzen und darauf zu achten, dass der Ausstoß von Schallwellen der Geräte bestimmte Sicherheitsgrenzen nicht überschreitet.

**Wer kann eine Ultraschalluntersuchung durchführen?**

Diese Untersuchung wird von Ihrem Gynäkologen oder einem Radiologen vorgenommen, der eine besondere Ausbildung im Umgang mit Ultraschall hat. Die meisten haben eine Zusatzausbildung für medizinischen Ultraschall. Wenn eine spezielle Ultraschalluntersuchung erforderlich ist, beispielsweise um das Herz zu kontrollieren oder einem anderen vermuteten Problem nachzugehen, wird sie in der Regel von einem Spezialisten für fetale Medizin durchgeführt.

**Welche medizinischen Gründe für eine Ultraschalluntersuchung gibt es?**

Wenn der Geburtstermin unklar ist; wenn Blutungen oder starke Unterleibsschmerzen auftreten; wenn bei manuellen Messungen während der Schwangerschaftsvorsorge festgestellt wird, dass die Gebärmutter zu groß oder zu klein ist; wenn ein hohes Risiko besteht, dass der Fötus zu langsam

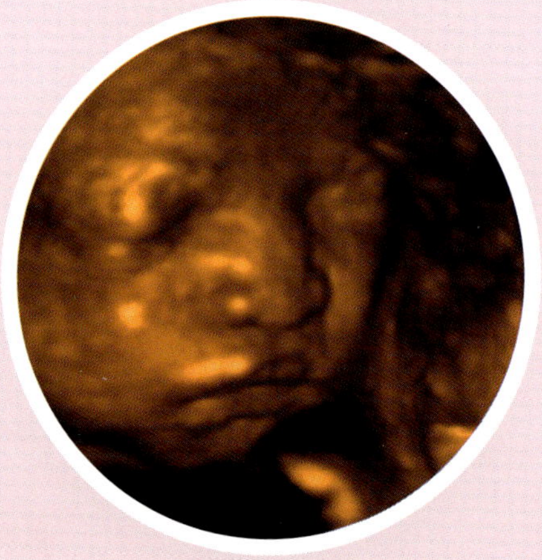

wächst oder wenn das Wachstum nicht richtig abgeschätzt werden kann – beispielsweise wenn die Mutter übergewichtig ist oder Zwillinge erwartet; wenn eine erhöhte Wahrscheinlichkeit von Geburtsfehlern besteht sowie in jeder Situation, in der ein deutliches Bild des Babys, der Plazenta, der Gebärmutter oder des Gebärmutterhalses zur Gewährleistung der Sicherheit von Mutter und/oder Kind beiträgt.

**Bietet eine Ultraschalluntersuchung neben der Kontrolle des Wachstums und der Entwicklung des Babys noch andere Vorteile?**

Ultraschalluntersuchungen im Rahmen der Schwangerschaftsvorsorge haben sich als eine beruhigende Erfahrung für werdende Eltern erwiesen und verhelfen ihnen zu einer positiven Einstellung gegenüber ihrem heranwachsenden Kind. Schon nach nur einer einzigen Untersuchung empfinden die meisten Eltern ihr Kind als aktiver, schöner und vertrauter. Außerdem sind werdende Mütter danach meist entspannter und weniger ängstlich.

Besonders beim 3-D-Ultraschall haben Mutter und Vater das Gefühl, ihrem Baby zum ersten Mal zu begegnen. Die Bewegungen des Fötus sind sehr wichtig; jede Demonstration des fetalen Verhaltens ist für werdende Eltern kostbarer als das schönste Foto.

**Kann sich mein errechneter Geburtstermin aufgrund von Hinweisen auf dem Ultraschall ändern?**

Bei frühen Untersuchungen, wie etwa dem Ersttrimester-Screening, lässt sich das Alter des Kindes sehr genau bestimmen. Nur wenn die Untersuchung ergibt, dass das Baby größer ist, als sich aufgrund der seit der letzten Menstruation vergangenen drei bis vier Tage vermuten lässt, ändert sich der Geburtstermin. Im zweiten Trimester durchgeführte Screenings sind weniger genau, was die Bestimmung bzw. Bestätigung des Geburtstermins betrifft, während im dritten Trimester vorgenommene Untersuchungen als sehr ungenau gelten.

**Meine Hebamme bzw. mein Arzt ist nach einer Untersuchung der Gebärmutter der Meinung, meine Schwangerschaft sei weiter fortgeschritten. Könnte mein Baby früher kommen?**
Wenn Sie sich einer frühen Ultraschalluntersuchung unterzogen haben, lässt sich der Geburtstermin anhand dieser Ergebnisse am genauesten ermitteln.

**Man hat mir gesagt, mein Baby sei klein. Ist das nicht etwas Gutes, weil es eine leichte Geburt bedeutet?**
Die meisten kleinen Babys sind vollkommen gesund, und die Geburt ist dann häufig leichter. Manchmal wächst ein Baby jedoch deshalb langsam, weil die Plazenta schlecht durchblutet ist oder weil von der Mutter nicht genügend Sauerstoff und Nährstoffe übertragen werden. Nach einer gründlichen Ultraschalluntersuchung und einer Doppler-Sonographie sollte Ihr Arzt feststellen können, ob Ihr Kind klein und gesund oder in seinem Wachstum zurückgeblieben ist. Wächst das Kind zu langsam, ist sehr wahrscheinlich mit einer Frühgeburt und einem Kaiserschnitt zu rechnen.

**Was sind »Ultraschall-Marker«?**
Dabei handelt es sich um leichte Abweichungen von der normalen Anatomie, die auf dem Ultraschall sichtbar werden und eventuell auf ein Problem hindeuten. Die meisten sind zwar bedeutungslos, aber einige können Hinweise auf eine Chromosomenanomalie enthalten, sodass weitere Tests erforderlich sind.

**Können Chromosomenanomalien mithilfe des Ultraschalls diagnostiziert werden?**
Der Ultraschall kann manchmal den Verdacht einer Chromosomenanomalie bestätigen, aber zu einer definitiven Diagnose gelangt man nur mit invasiven Untersuchungsmethoden wie z. B. der Chorionzottenbiopsie oder der Amniozentese (siehe Seite 29 und 41).

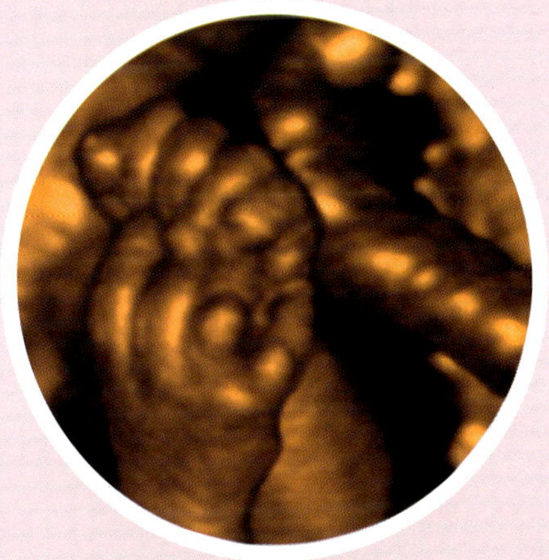

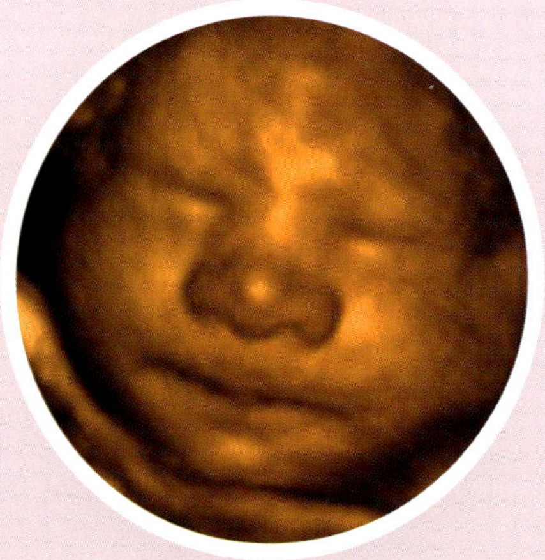

### Ist es möglich, eine Kopie der Ultraschallaufnahmen zu bekommen?

Die meisten Krankenhäuser geben Ihnen eine Kopie der Aufnahmen oder bieten Ihnen an, Fotos von Ihrem Baby zu kaufen. Diese sind meist auf wärmeempfindliches Thermopapier gedruckt. Um das Bild nicht zu zerstören, sollten Sie es daher nicht in Folie einschweißen. Am besten machen Sie eine Fotokopie oder scannen es in den Computer ein.

### Ich habe gehört, dass es jetzt drei- und vierdimensionale Ultraschalluntersuchungen gibt. Sind sie zu empfehlen?

Ein großer Teil der Informationen, die anhand von Ultraschalluntersuchungen gewonnen werden können, hängen vom Wissen und von den Erfahrungen des Radiologen ab. Meiner Meinung nach sollten drei- und vierdimensionale Scans stets Bestandteil einer professionellen Ultraschalluntersuchung sein, zu der auch eine zweidimensionale Ultraschalluntersuchung und möglicherweise eine Doppler-Sonographie gehören.

### Fühlt sich das Baby im Mutterleib einsam?

Diese Frage stellen viele Väter. Es ist eine verständliche Reaktion auf den ersten Anblick des Babys in seiner eigenen kleinen Welt. Aber vermutlich wird Ihr Kind sich nach der Geburt nie wieder so zufrieden fühlen und es so warm und bequem haben. Denken Sie daran, dass ein ungeborenes Kind sehr eng mit seiner Mutter und deren Körper verbunden ist. Daher sollten Sie sanft und beruhigend mit ihm sprechen und ihm eine stressfreie, gesunde Umgebung bieten, in der es heranwächst.

### Zum Schluss eine Frage, die mir fast alle Väter stellen: »Sehen nicht alle Föten gleich aus?«

Ich hoffe, die Aufnahmen in diesem Buch geben darauf eine Antwort!

# REGISTER

Professor Stuart Campbell möchte sich bei Dr. Gonzalo Moscoso für dessen Beratung bei der Erstellung des Textteils sowie bei seinen Kollegen von Create Health bedanken: Dr. Geeta Nargund, Dr. Vernod Nargund, Vera Medic und Kirsty Phillips. Sein Dank gilt auch allen Müttern, die an der Entstehung dieses Buches mitgewirkt und die Veröffentlichung der Ultraschallaufnahmen ihrer Babys gestattet haben.

Alle Bilder in diesem Buch wurden in der Create Health Clinic in London aufgenommen. Die Mehrzahl der Aufnahmen wurde mit einem Ultraschallgerät vom Typ GE Kretz Voluson 730 von General Electric gemacht; die restlichen mit einem Medison Accuvix.

Carroll & Brown möchte Sandra Schneider dafür danken, dass sie uns auf die Arbeit von Professor Campbell aufmerksam gemacht hat.

**Zitatnachweis**

S. 27: Johann Wolfgang Goethe, Rastlose Liebe. Aus: Goethe, Johann Wolfgang, Goethes Werke. Vollständige Ausgabe letzter Hand, Bd. 1-4: Gedichte, Stuttgart und Tübingen 1827

S. 43: Friedrich von Schiller, Das Glück. Aus: Kurscheidt, Georg, Friedrich Schiller. Werke und Briefe, Bd. 1. Deutscher Klassiker Verlag 1992, S. 20

S. 51: Shakespeare, William, Ein Sommernachtstraum, Wuppertal 1946, 3. Akt, 2. Szene, S. 39

S. 68: Keats, John, Brief an Benjamin Bailey vom 22.11.1817. Aus: Keats, John, Briefe eines Liebenden. Mit einem Beitrag von Fleur Jaeggy, München 1986, S. 133

S. 74: Keats, John, Ode an eine Nachtigall. Aus: Keats, John, Gedichte. Übertragen von Heinz Piontek, Wiesbaden 1960, S. 57

S. 83: Friedrich Schlegel, Abendröte. Aus: Sommerfeld, Martin [Hrsg.], Romantische Lyrik , Berlin 1932, S. 11

S. 88: AT. Die Sprüche, Kapitel 24, Vers 33. Aus: Die Bibel, Elberfelder Übersetzung, Wuppertal 2003, S. 788

S. 94: Louise Brachmann, Stilles Heimweh. Aus: Sommerfeld, Martin [Hrsg.], Romantische Lyrik, Berlin 1932

S. 98: Friedrich von Schiller, Das Glück. Aus: Kurscheidt, Georg, Friedrich Schiller. Werke und Briefe, Bd. 1. Deutscher Klassiker Verlag: 1992, S.18

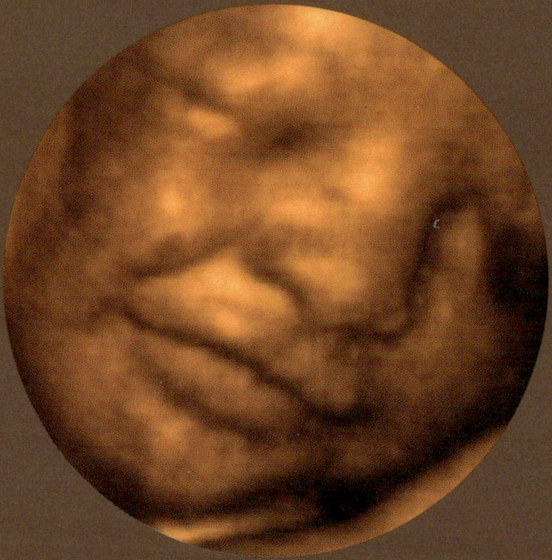

DR. STUART CAMPBELL war wissenschaftlicher Leiter der Abteilung für Geburtshilfe und Gynäkologie am King's College Hospital und der St George's Hospital Medical School in London. Er ist ein Pionier der Ultraschalldiagnose und hat viele neue Verfahren eingeführt. Er war Präsident der International Society of Ultrasound in Obstetrics and Gynecology und ist Herausgeber der wissenschaftlich-medizinischen Zeitschrift gleichen Namens. Er hat viele internationale Auszeichnungen erhalten, war Gastprofessor in den USA und ist Ehrenmitglied des American College of Obstetricians and Gynecologists. Derzeit arbeitet er als Berater für Ultrasound Diagnostic Services in der Harley Street in London sowie für das Centre for Reproduction and Advanced Technology (Create Health), ebenfalls in London.